내 손이 화타다

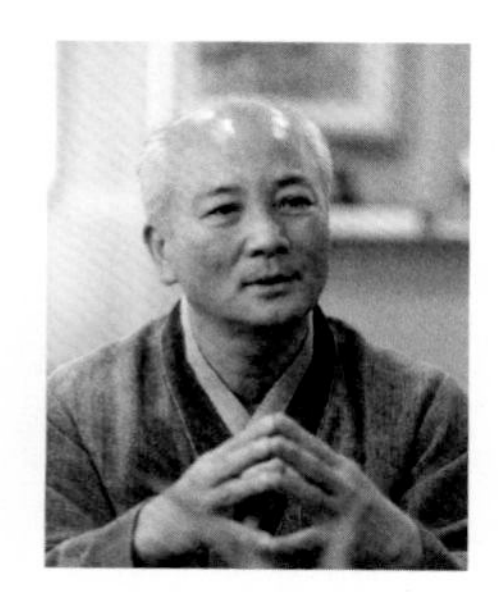

안대성

1959년, 경남 창녕 출생, 경남 함안에서 초 · 중학교를 졸업,
경북 구미 금오공업고등학교 졸업 후 5년간 부사관으로 군 복무, 육군 중사로 전역하였다.
1990년, 동국대학교 한의과 대학 졸업 후, 서울과 김해 등지에서 한의원을 운영하였고,
2016년, 지리산으로 들어와 현재 경남 하동군 화개골에 거주하며 화타한의원을 운영하고 있다.

내 손이 화타다

맑은소리
맑은나라

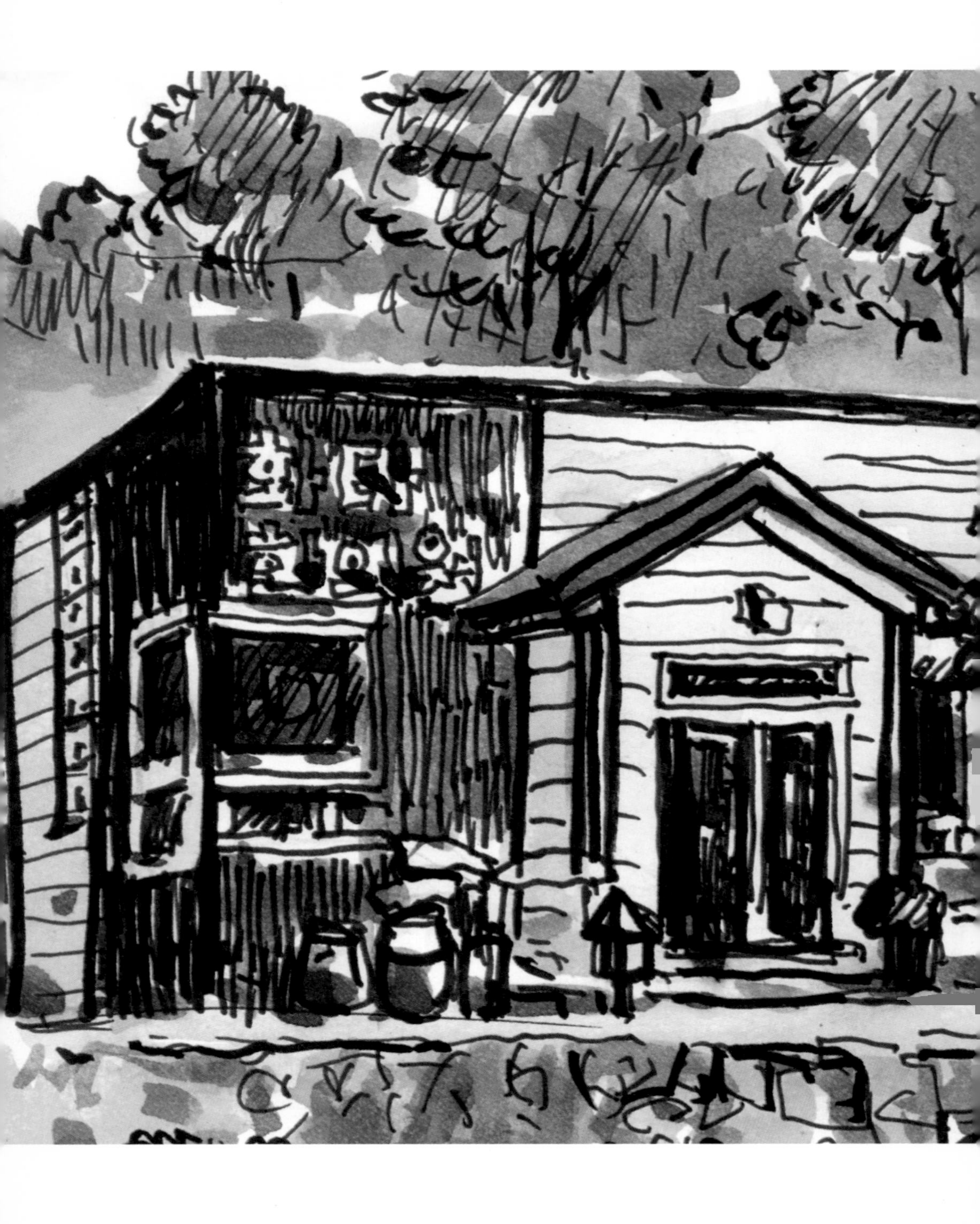

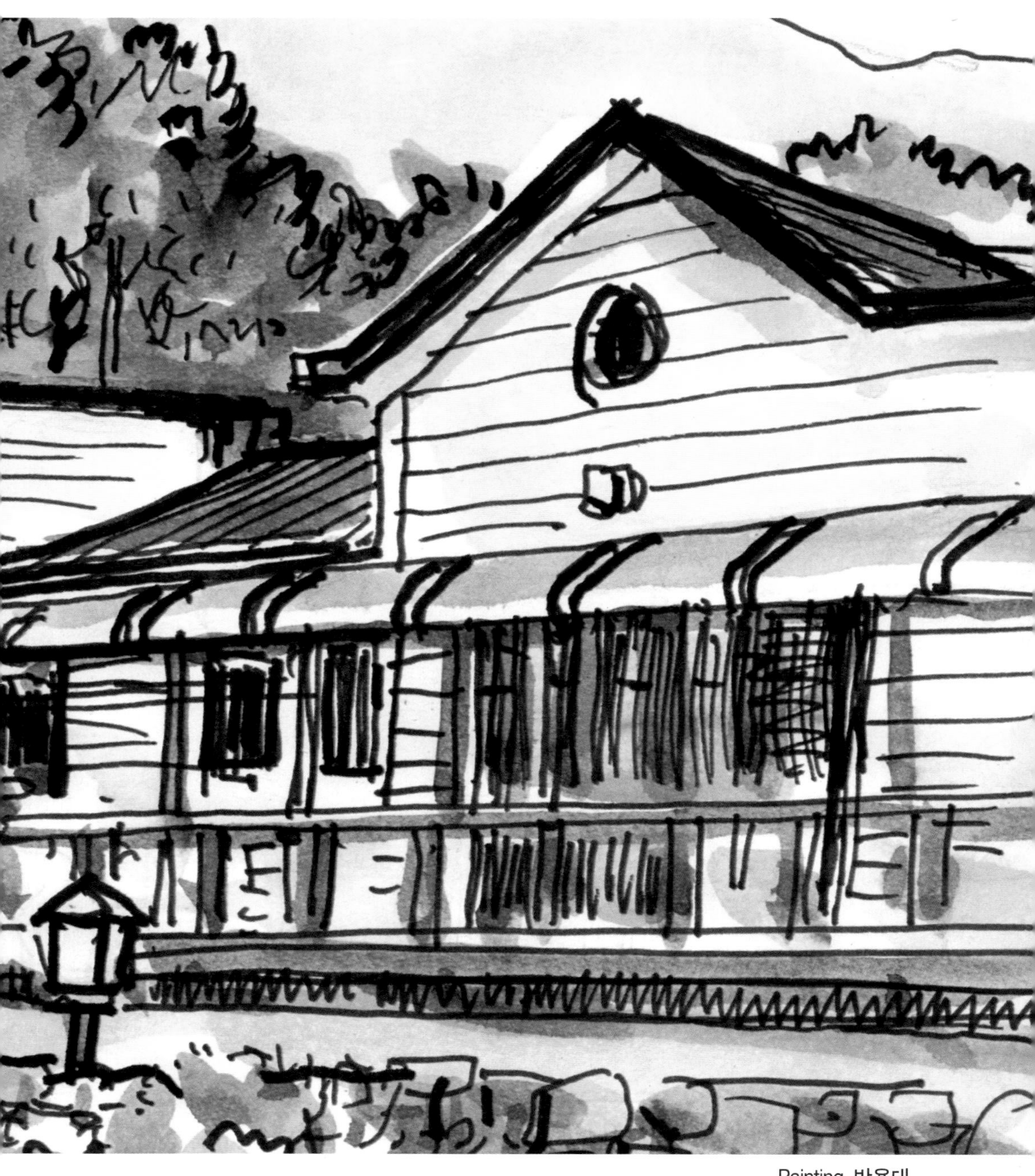

Painting. 박용대

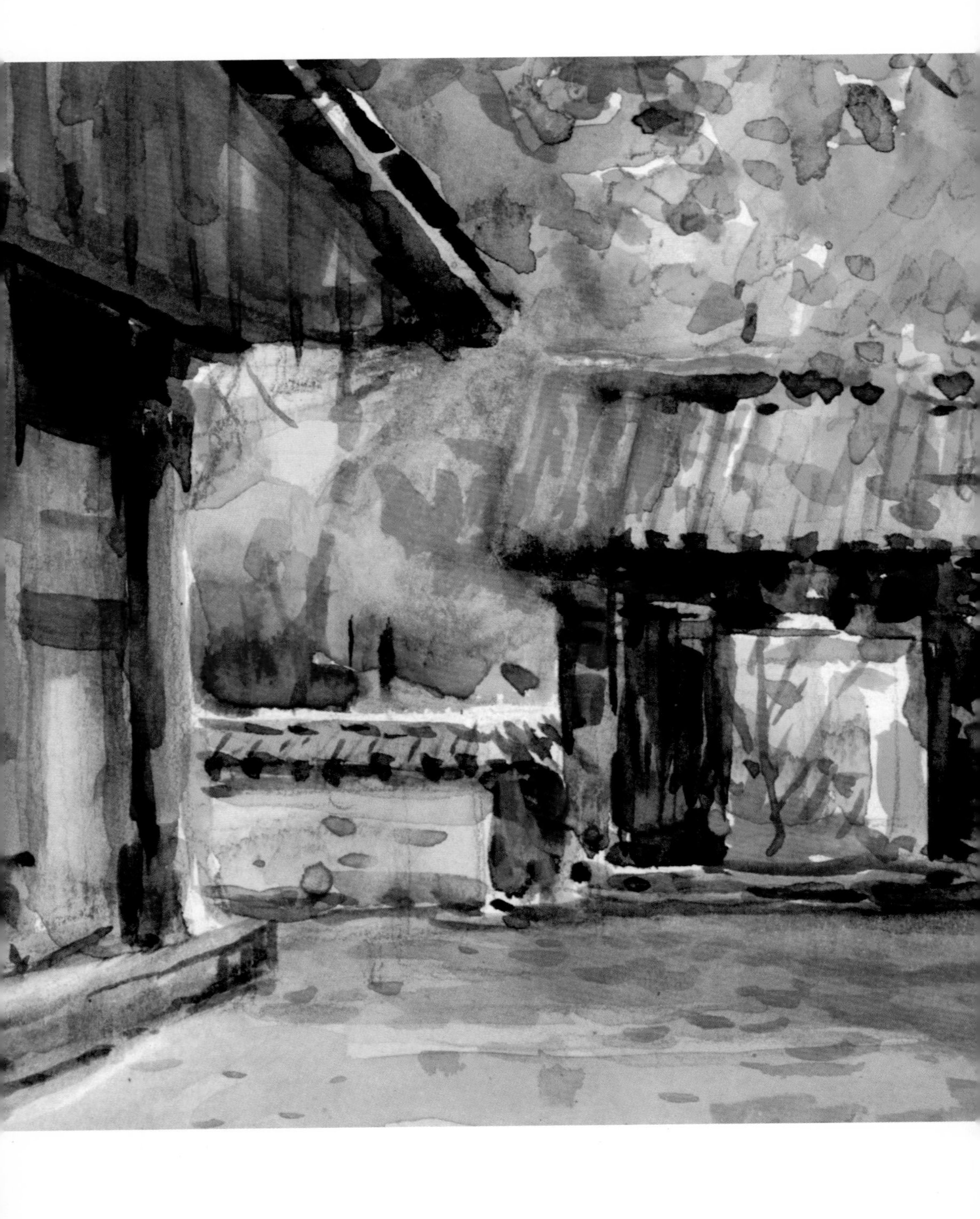

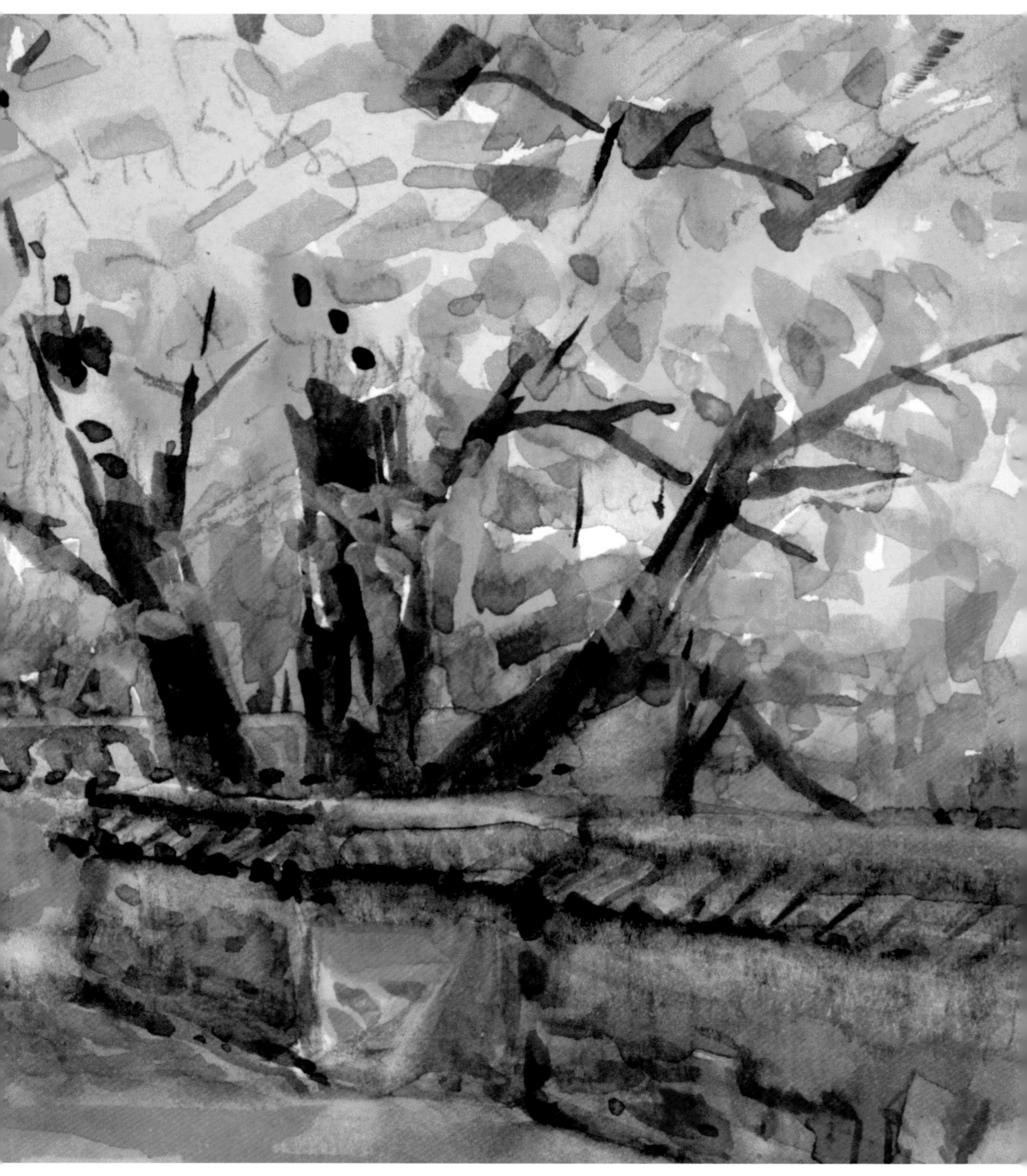

Painting. 하정묘

PROLOGUE

서른 네 살 때 교통사고로 척추가 부러져 수술을 받았습니다.
수술 후 하체가 마비되어 걸을 수 없게 되었습니다.
의사는 척추를 잇는 수술은 성공했지만 더 이상 치료할 방법은 없다며 목발을 짚고 살아야 한다고 했습니다.
퇴원 후 갖은 노력으로 치료하여 목발 없이 걸을 수는 있었지만 마흔 아홉 살까지 여러 곳의 통증에 시달렸습니다.
왼쪽 무릎의 통증 때문에 쪼그려 앉을 수 없었던 것이 가장 힘들었는데 십여 년 전 어느 날 내 손으로 왼쪽 무릎을 치료하는 과정에서 통증이 사라지는 경험을 하게 되었고, 이를 계기로 침술에 새로운 눈을 뜨게 되었습니다.
이후 환자를 치료하며 경험이 쌓이게 되니 새로 터득한 방법으로 침을 놓을 때마다 진통제 보다 훨씬 더 빠르게 통증을 없앨 수 있게 되었습니다.

침술의 뛰어난 효과를 경험하며 침술이 고통 받는 이들에게 희망이 될 수 있다는 믿음이 생겼습니다. 30년 동안 침을 놓았지만 새로 터득한 침술을 시술했던 지난 10여 년이 가장 보람되고 행복했습니다.

예순 살이 지난 어느 날 문득 이런 생각이 들었습니다. 환자의 몸으로 찾아주신 '한 분 한 분이 모두 나의 스승이었다.' 는 생각을. 그런 생각은 전혀 예상밖이었습니다. 운이 좋아서 침술을 새롭게 알게 되었던 것이라고 생각해 왔는데 불현듯 그게 아니라는 생각이 들었습니다

현재 지니고 있는 능력은 '운이 좋아서 알게 되었던 것이기도 하지만 아픈 몸으로 찾아오신 많은 분들을 통해 배운 것이다' 는 생각이 들었습니다. 그 분들에게서 어떻게 침을 놓아야 통증이 없어지고 몸이 가벼워지고, 얼굴이 밝아지게 되는지를 배운 것 뿐이라는 생각이 들었습니다.

특히 불법을 공부하면서 그런 생각은 더욱 더 명료해졌습니다. 그리고 내가 경험한 침술을 세상에 내어놓아야 겠다는 생각에 이르게 되었습니다. 글을 쓰는 내내 침을 놓는 현장의 느낌을 생생하게 전달하려 했습니다. 침을 놓을 때 어떻게 해야 하는지를 되도록 자세하게 언급하려 했습니다.

스스로를 치료하는 과정에서 이 침술을 알게 되었기 때문에, 한의사들을 가르칠 때 먼저 자기 몸에 침을 놓아 보기를 권합니다.

자신의 몸에 침을 놓으면서 얻게 되는 생생한 체험은 침을 잘 놓는 비결이라 여기기 때문입니다. 이 책이 인연이 되어 선·후배 동료들에게 저의 임상 경험이 작은 도움이라도 되기를 바라는 마음으로 이 책을 쓰게 되었습니다.
대부분 아프게 되면 병원에 가서 검사부터 하는 것이 당연한 것처럼 되었고, 병원에 가기만 하면 모든 것이 해결되리라 여기게 됩니다. 몸이든 마음이든 아픈 데는 이유가 있고 왜 아프게 되었는지는 자기 자신이 가장 잘 알고 있습니다.

몸이든 마음이든 아프다는 것은 '나' 라는 주인이 몸과 마음을 살펴보라고 보내는 신호입니다. 숨은 제대로 쉬고 있는지, 욕심내어 아무것이나 먹는 것은 아닌지, 몸과 마음의 균형은 유지하며 살고 있는지를 돌아보라는 메시지입니다. 이런 중요한 신호를 무시하고 아프다고 병원에 가기만 하는 점에 대해서는 좀 더 생각해 볼 필요가 있습니다. 왜냐하면 병원에서 여러 가지 검사를 한다 해도 정체를 알 수 없는 통증은 수 없이 많습니다. 또 검사를 통해 병명이 밝혀져 수술을 하거나 처방 받은 약을 먹더라도 통증이 계속되기도 합니다.

스마트폰과 컴퓨터가 생활의 일부로 자리잡은 까닭에 목과 어깨 통증 때문에 고생하는 사람들이 날로 늘어나고 있습니다. 이런 통증은 근육이 뭉친 까닭에 생기게 된 것이므로 기계적인 검사를 해도 원인을 찾을 수 없습니다. 또 스트레스가 원인이 되어 허리가 아플 때는 X-레이나 CT, MRI로 검사해도 이상이 없는데도 통증에 시달리기도 합니다.

검사를 해도 원인이 밝혀지지 않으면 대개 '신경성' 이라는 이름이 붙습니다. 첨단 장비로 검사를 해도 아무 이상이 없다고 하는데 두통으로 고통 받는 사람도 쉽게 만날 수 있습니다. '수술은 성공적이었다.' 고 하는데 수술한 허리나 다리의 통증이 여전한 경우가 어디 한 둘이던가요?
까닭 없이 불안, 초조하고 잠을 못 이루거나 가슴을 짓누르는 통증에 시달려 약을 먹는데도, 나아지지 않는 경우도 비일비재 합니다. 나날이 눈부시게 발전하고 있는 현대 의학의 이면에는 정작 풀어야 할 숙제가 수두룩합니다.
눈으로 볼 수 있는 진단 장비와 각종 분석 장비를 빼고나면 서양의학은 인간의 질병을 알아낼 방법이 거의 없는 것이나 마찬가지입니다.
과학이 눈부시게 발달했지만 통증을 수치로 나타내는 진단 장비가 있다는 말을 들어본 적이 없습니다.
이후에 더 좋은 장비가 개발되면 어떨지 모르지만 사람이 겪는 통증은 사람만이 알 수 있습니다.

지난 10여 년 동안 진료실에서 제가 터득한 방법으로 시술해 오는 동안 어떤 종류의 질환과 통증에도 침술은 효과가 탁월하다는 것을 수 없이 경험했습니다. 일반인들이 침술의 효과를 제대로 이해하면 몸이 아플 때 침술 치료를 먼저 선택하는 지혜를 따르게 될 것입니다.
독자들이 침술 치료가 더 빠르고 안전하다는 것을 알기 바라는 마음으로 이 책을 쓰게 되었습니다.
아들, 딸, 손자, 손녀들이 현재 시술하고 있는 화타 침술을 이해하는 데 도움을 주고 싶은 것이 이 책을 쓰게 된 또 하나의 이유이기도 합니다.

끝으로 이 책을 만드는데 도움을 주신 분들께 대한 고마움을 전합니다.
아름다운 그림을 기꺼이 그려주신 박용대 선생님의 성원을 잊을 수 없습니다. 장구한 세월 다져온 깊은 내공이 그림의 선과 색채에 담겨 있어 그림을 보는 것만으로도 마음이 정화되는 경지에 오르신 선생님의 그림을 책 속에 담을 수 있게 되어 감사합니다.
출판사 맑은소리맑은나라 김윤희 대표를 만나게 되어 책을 내는 작업에 속도가 붙게 되었습니다. 즐거운 마음으로 책을 만드는 수고를 안아 준 김윤희 대표님과 편집을 위해 애쓴 방혜영 부장님의 노력이 고맙습니다. 동영상에 침을 놓는 모습을 담는 작업을 맡아준 방장호 감독님도 고마운 분입니다.

제가 경험한 침술의 세계를 언젠가는 글로 쓸 것이라는 계획을, 국봉 이제영 선생님은 머릿속에 들어와서 본 듯 말해 주었는데, 그 때 놀랐던 기억이 지금도 생생합니다.
그 때가 올해여야 한다며 책을 출간하는데 지침과 격려를 아끼지 않았던 국봉 선생님과 양무화타침술을 터득할 수 있게 양무를 전수해 주신 방정길 사부님께 감사합니다

열 여덟 소년이 침술의 세계로 들어서는 인연을 지어주신 할아버지는 침을 들고 살아오는 동안 닮고 싶었던 큰 얼굴의 스승이었습니다. 그 분의 혜안이 놀라웠다는 것을 예순이 넘어서야 알게 되었습니다. 45년 전 처음 침을 들었던 그날, 기꺼이 몸을 내어주셨던 작은 아버지는 긴 세월 큰 힘이 되었습니다.
성직자가 되기를 기도 하셨지만 한의사로 살아야 하는 운명이라는 것을 기꺼이 인정해 주신 어머니 고맙습니다.
책을 쓸 수 있게 용기와 격려를 아끼지 않았고, 책을 읽는 이들의 마음이 따뜻해지는 그림을 그려준 아내 하정묘에게 고마움을 전합니다.

이 책이 나올 수 있게 된 것은 아픈 몸으로 찾아주신 많은 분들 덕분입니다.
그분들에 대한 고마움을 간직하고 사는 것이 은혜에 보답하는 길이라 생각

합니다. 저를 찾아오시는 분들과 치료 후에 나누는 기쁨과 보람으로 늘 행복합니다. 그리고 책에 언급된 내용 중에 침을 놓는 모습은 동영상에 담아 이 책과 연결된 앱을 통해 볼 수 있게 해 놓았습니다.
책을 읽고 동영상을 보게 되면 일반인은 침술이 친근하게 느껴질 것이고, 침을 만지는 이들은 화타의 손맛을 낼 수 있기를 기대합니다.

침구학은 실로 오랜 세월 쌓아온 방대한 임상 경험과 이론의 세계입니다.
제가 경험한 것은 빙산의 일각일 것입니다.
이 책의 내용이 불완전하고 부족한 점이 반드시 있을 것입니다.
이에 고명하신 분들이 아끼지 않고 비평과 지적을 해주시기 바랍니다. 그리고 훗날 누군가가 침술의 세계에 더 온전하게 다가갈 수 있게 바로잡아 주기를 바랍니다.

봄이 신록으로 무르익는 화개 동천의 지리산이 아름답습니다.

2020년 오월 어느 날 지리산에서
한의사 안대성

지리산 화개골 한의사가 보내는 희망일기 『내 손이 화타다』

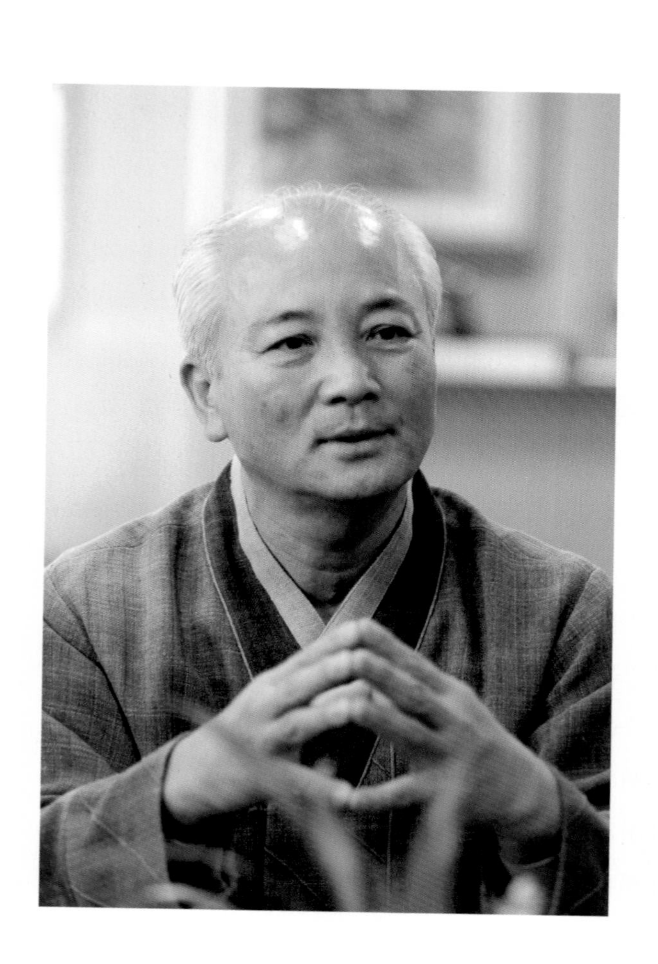

청소년기부터 품고 있던 우주와 인간의 본질에 대한 관심을 수행의 화두로 삼아, 화개골에서 자신이 개발한 침술로 병고에 시달리는 이들을 보살피는 의료인의 소명과 더불어 살아가고 있다.

이야기.
하나

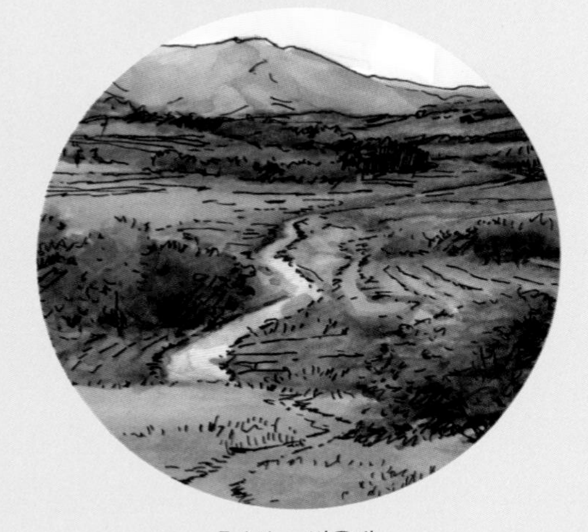

Painting. 박용대

서걱대며 울지라도 먼 데서 봄은 온다.
오고야 만다.

나의 '봄날'

침술에 새로운 눈을 뜬 이후 지금까지 십 수년간 내가 침으로 치료한 이야기를 시작하려고 한다.
그 십 수년간 내가 지나온 길을 돌이켜 보면 꿈같은 행복한 경험이었고 온통 경이로운 여행이었다. 아픔으로 고통을 당하는 이들의 동반자가 된다는 것은 진정 값진 경험이었다.
그간 내가 침을 놓으며 경험한 것들은 내게 있어선 기적의 연속이었다.

나는 서른 네 살에 교통사고로 허리를 다쳤다. 척추가 부러져 허리에 쇠를 박는 큰 수술을 한 후, 외형상 멀쩡한 듯 했지만 수술한 허리와 척추에 뼈를 이식하기 위해 왼쪽 고관절 부위의 뼈를 도려낸 곳은 사십대 후반까지 오랜 세월 극심한 통증이 계속되었다.

왼쪽 고관절 수술 이후, 왼쪽다리는 늘 아프고 시리고 불편했다.
일례로 재래식 화장실에 앉아 용변 보려면 오른쪽 다리는 무릎을 구부리고 앉을 수 있었지만, 왼쪽 다리는 무릎을 구부릴 수 없어 제대로 앉을 수가 없었다. 쪼그리고 앉으려면 무릎을 쪼그려야 하는데 무릎을 구부릴 수가 없으니 제대로 앉을 수 없었던 것이다. 왼쪽 무릎 뒷부분의 통증 때문에 구부릴 수 없었다. 오래도록 다양한 방법으로 치료를 했지만, 상태는 좀처럼 호전되지 않았다. 늘 허리는 큰 짐 보따리를 얹은 듯 무거웠고 통증은 그치질 않았다.

10여 년 전 어느 날, 다른 날 보다 많이 걷고 나니 왼쪽 무릎 뒤가 다시 아프기 시작했다. 그 날의 통증은 여느 때 통증과는 달리 극심했다. 아픈 부위를 찾던 중 날카로운 비명이 터져 나오는 곳을 건드리게 되었다. 종아리 뒤 한 곳이 유독 심하게 아팠다.
통증을 참기 힘들어 아무 생각 없이 그 곳에 침을 꽂았다가 빼기를 몇 차례 반복했다. 그랬더니 신기하게도 통증이 즉시 사라지는 것이 아닌가?
내가 침을 놓고도 믿어지지 않아 아팠던 자리를 다시 만져보았다. 분명, 조금 전 비명이 터져 나올 정도로 아팠는데 어찌된 영문인지 그자리가 아프지 않았다. 통증이 사라진 것이었다.
'이럴수가!'
믿을 수 없는 일이 일어난 것이었다.
너무 신기하여 쪼그려 앉았다 일어섰다를 몇 번이고 해봤다.
이게 웬일인가? 왼쪽 다리를 편하게 앉을 수 있는 것이 아닌가?
조금 전까지만 해도 다리를 구부릴 수 없어 쪼그려 앉지 못했다는 것이 믿기지 않았다. 앉았다 일어섰다를 몇 번이고 반복했다. 그런데 무릎이 아프지 않았다. 무릎이 구부려지고 쉽게 앉을 수 있었다.
언제 내가 아팠느냐 싶을 정도로 무릎에서 통증이 사라진 것이었다.
무릎이 아프지 않게 되자 이번에는 늘 통증이 심하던 고관절 수술 부위에 침을 놓았다. 그런데 이번에는 무릎에 침을 놓은 후, 통증이 사라진 것과는 달리 단 한번 만에 통증이 없어지지는 않았다. 통증이 줄어들기는 했다. 통증이 줄어드는 것만으로도 더 없이 다행이라 여기고 아픈 곳을 찾아 침을 다시 놓았다.
수술 흉터가 있는 그 곳은 침을 어떻게 놓아보아도 통증이 줄어들지 않았는데, 그 곳에 침을 놓을 때마다 점점 통증이 줄어드는 것이었다.
시간이 얼마나 걸리는지조차 잊고 통증이 있는 부위를 찾아 침을 놓았다. 침을 놓을 때 마다 통증이 점점 줄어드는 것이었다.
수술한 부위는 세월이 지나면서 켈로이드가 되어 굳어 있었다. 이 부위에는 침을 놓아도 침이 잘 들어가지도 않을 뿐 더러 침을 놓을 때 마다 통증이 엄청났다.
어지간한 아픔은 하도 익숙해져서 참을 법도 한데, 고관절 수술 부위의 흉터에 침을 놓을 때는 정말이지 입에서 '악' 하는 외마디가 저절로 나왔다.
지금까지 내 몸에 침을 놓는 동안 이처럼 심한 통증을 느낀 적이 없었다.
그런데 침을 놓을 때 마다 침으로 인한 통증은 심했지만, 고관절 부위의 아픈 곳들이 하나씩 하나씩 치유되는 것을 확연하게 느낄 수 있었다.
등과 허리에도 침을 놓았다. 침이 들어간 자리는 신기하게도 통증이 줄어드는 것이었다.
침을 놓을 때 느끼는 아픔보다 오랫동안 나를 괴롭히던 통증이 줄어드는 것이 신기해 아픈 곳을 찾아 한참을 찔렀다.

누가 알려 준 것도 아니지만 왠지 통증이 있는 곳에 통증이 느껴질 정도로 침을 놓고 나면, 그토록 심했던 통증이 조금씩 조금씩 줄어드는 것을 분명히 느끼게 되었다. 시간이 어떻게 흐르는지도 모르고 침을 놓는데 푹 빠졌다. 아마도 수 백 곳을 찔렀을 것이다.
침을 맞을 때의 통증이 큰 만큼 원래 자리하고 있던 통증은 점점 줄어들었다.
그때까지 내가 배우고 경험했던 침의 세계와는 다른 세계를 경험하게 된 것이었다.

나는 깊고 오래되어 만성적으로 통증이 심한 곳을 찾아 아주 강력한 자극으로 침을 놓게 되면 그 통증이 점점 사라진다는 사실을 스스로를 치료하면서 알게 되었다.
대부분 침술의 경우 침을 놓고 그대로 20분 내지 30분 동안 침을 꽂은 채로 둔다. 그런데 내가 알게 된 방법은 이와는 아주 다른 방법이었다. 내가 새롭게 경험한 치료 방법이 효과가 있었던 것이다.
내게는 콜럼버스의 신대륙 발견에 비견되는 엄청난 충격적인 경험이었다.
침구학에서는 통증부위 즉 아픈 곳을 아시혈이라고 하고 그 곳에 침을 놓는 방법이 있다. 한의학을 공부한 사람은 누구나 알고 있는 상식이다.
그런데 이 아시혈에 어떻게 침을 놓아야 가장 빠르게 통증을 없앨 수 있는지에 대해서는 특별한 설명이 없다.
그런데 나는 통증이 나타나는 아픈 곳, 즉 아시혈이라 불리는 그곳에 강한 자극을 주었는데, 그토록 오랜 세월 나를 괴롭히던 지독한 통증이 점점 줄어 드는 것을 내 몸으로 경험하게 되었다.
내가 겪었던 통증은 진통제를 먹거나 주사를 맞는 것으로는 통증이 줄어들거나 없어지지 않았다.
일단 아프기 시작하면 견디기 힘든 통증이 계속 이어졌고, 그런 통증은 의식이 있는 동안은 밤낮을 가리지 않고 계속되었다. 통증에 시달리다 지쳐 잠깐 잠이 드는 그 시간이 유일하게 통증을 잊어버릴수 있는 시간이었다.
자다가 조금이라도 몸을 뒤척이게 되면 다시 통증이 엄습해 왔다. 긴긴 악몽을 꾸는 것만 같을 때가 많았다. 꿈이라면 깰 수도 있지만 잠을 깨고 나면 또 다시 시작되는 걷잡을 수 없는 통증의 연속이었다.
나를 수술한 병원은 국내 최고의 의료진으로 구성되어 있는 유명한 병원이었다.

수술 후 퇴원을 하고 한참 지났는데도 수술부위와 고관절과 골반 그리고 허리 전체가 참을 수 없을 정도로 아파 수술을 집도한 담당 의사를 찾아가, 통증을 호소할 때 마다 의사의 답변은 한결 같았다. "시간이 지나면 차차 나아질 것이다"는 말이 최상의 답변이었다.
그리고는 "수술은 성공적으로 잘 되었으니 기다려 보라"는 말이 전부였다.
처방해 주는 진통제로는 조금도 통증이 줄어들지 않았다. 병원에서는 더 이상 할 수 있는 방법이 없다고 했다. 하지만 참기 힘든 통증을 없애보려고 갖은 노력을 기울였다.
심지어 민간요법으로 치료를 잘 한다는 분을 찾아가 보기도 했다. 통증을 조금이라도 없애보려는 마음으로 제도권 밖에 있지만 소문이 나있는 곳은 두루 찾아 다녔다.
그때마다 인연이 닿지 않았던지 별다른 효과를 보지 못했다.
통증으로 고통 받으면서 여러 곳을 전전하다 보면 자신의 치료가 제일이라며 거액의 돈을 요구하는 사람을 만나기도 했는데, 치료에 자신이 있는가를 묻고, 한의사라고 신분을 밝히면 이내 말을 돌리는 경우도 있었다.

그 당시 나는 정말이지 이 지긋지긋한 통증을 없앨 수만 있다면 가진 것을 모두 주고서라도 통증에서 벗어나고 싶었다. 아파보지 않고서는 그런 심정을 이해할 수 없을 것이다.
나는 지금도 통증에 시달리는 분들을 만나면 그 분들의 심정을 충분히 이해할 수 있다. 그것은 내가 오랜 시간 통증에 시달려 봤기 때문이다.
나를 힘들게 했던 통증이 없어지자 제일 먼저 어머니를 치료해야겠다는 생각이 들었다.
어머니께서는 가끔 오른쪽 무릎이 아프다고 하셨는데, 일흔 살이 넘으면서 아픈 무릎이 점점 더 나빠졌다. 언제부턴 가는 절룩거리기도 했다.
그러나 어머니의 무릎을 치료해 드리지 못한 채 지내왔다.
집안에서 움직일 때는 표가 덜 나지만, 외출 할 때는 절룩거리는 것이 눈에 띄게 드러났다. 그렇게 다리를 절룩거리는 어머니가 늘 마음에 걸렸다.
명색이 한의사인데 어머니 다리 하나 고치지 못한다는 사실이 늘 목에 가시처럼 붙어 있었다.
그럼에도 나 자신의 왼쪽 무릎이 아파 잘 구부려지지 않아 늘 아픈 다리를 안고 살아야 했으니, 불편해 하는 어머니를 고쳐드리고 싶은 마음은 컸지만 어떻게 할 방도가 없었다. 그럴 때마다 한없는 무력감에 빠지곤 했다.
차라리 한의사가 아니었다면 마음의 짐이라도 덜 했을 것이다.
'내 손으로 무릎을 치료하자마자 어머니의 불편하신 다리를 치료해 드려야겠다.' 는 생각이 가장 먼저 떠올랐다.

어머니가 계시는 집에 도착하자마자 거실바닥에 편하게 쪼그려 앉는 것을 보여드렸다. 아들이 바닥에 쪼그려 앉지 못한다는 것을 잘 알고 계시는 어머니께서 어찌된 영문이냐고 놀라서 물으셨다. 그간의 경위를 간단하게 설명해 드린 후 어머니의 다리와 무릎에 침을 놓았다.
오른쪽 다리가 불편하여 걸음을 걸으면 유난히 오른쪽 다리가 절룩거렸는데, 먼저 오른쪽 다리에 침을 놓고 난 뒤에 일어서서 걸어보시라고 했다.
거실을 왔다 갔다 하시는데 걸음걸이가 가벼워 보였다.
다시 다리와 무릎의 아픈 부위를 찾아 침을 놓은 후 밖으로 나가 걸어 보시라고 하였더니 절룩거리던 오른쪽 다리가 눈에 띄게 좋아지셨다. 걸음을 걸어 보시던 어머니께서도 걷기가 한결 수월하고 가볍다고 하셨다.
그 날 이후 몇 차례 더 침을 놓아드렸더니 다리가 아프지 않을 뿐 아니라, 절룩거리지 않고 바르게 걸을 수 있게 되었다. 무릎이 아픈지 10년 넘도록 고생하신 어머니를 치료한 것이 내가 나은 것보다 더 기뻤다. 여든살이 넘은 어머니를 치료게 된 경험은 통증에 시달리는 분들을 치료하는 데 자신감을 더해 주었다. 통증에 시달리는 이들에게 희망이기도 했다.
사고로 척추를 다치고 수술을 한 이후 허리와 다리의 통증에 시달리면서 나는 비로소 한의원을 찾아오시는 분들의 고통을 제대로 이해할 수 있게 되었다.

행복 전도사로 불리던 사람이 병고에 시달리다 스스로 목숨을 끊었던 적이 있었다.
'얼마나 고통스러웠으면 그런 극단적인 선택을 했을까' 하는 생각이 들었고, 심한 통증으로 고통을 받던 때 나도 그와 같은 마음을 먹었던 적이 셀 수 없이 많았다.

지금 나는 그 모든 통증에서 벗어나 살고 있지만 통증으로 잠을 이루지 못했던 숱한 날들을 생각하면 지금도 꿈만 같다. 아픈 몸을 이끌고 찾아오시는 분들을 대할 때마다 나는 내가 고통을 겪던 그때의 기억을 떠올리게 되어 그 분들의 아픔을 함께 느끼게 된다.

나 스스로를 치료하면서 얻게 된 경험을 적용하여 많은 분들을 통해 놀라운 치료 결과를 볼 때마다, 한동안 나는 '내가 침을 잘 놓아서 그 분들을 치료했다' 는 생각을 했다.

오랫동안 허리가 아파 고생하던 분들이 몇 번의 침 치료로 낫게 되거나, 다리가 아파 잘 걷지 못하던 사람이 어렵지 않게 걷게 되었을 때나, 목 디스크로 머리가 아프고 팔이 저린 증상으로 힘들어 하던 분이 치료가 잘 되어 고맙다고 인사를 할 때마다 나는 그저 내가 실력이 좋아 치료를 잘 하는 줄 알고 살아왔다.

다른 곳에서 치료가 잘 되지 않아 찾아오는 분들을 치료하여 그 결과가 좋을 때는 그런 생각이 더 많이 들기도 했다. 그러다가 60세가 지나면서 생각이 달라지게 되었다.

지난 십여 년간 새로운 시술방법을 적용하여 통증을 빠르게 치료 할 수 있었던 것은 내가 실력이 좋아서가 아니라 운이 좋았던 덕이라 생각하게 되었다.

그리고 그 동안 시술한 내용(이름하여 화타 침술)을 세상에 내어 놓아 선·후배 동료 한의사들과 나누어야겠다는 마음을 먹게 되었다.

자신을 대상으로 침을 놓다 보면 침술의 다양한 효능을 직접 경험하게 되고, 이런 살아있는 경험은 치료의 난관에 부딪혀 고심하게 될 때 희망의 출구가 될 것이라 믿었기 때문이다.

이야기.
둘

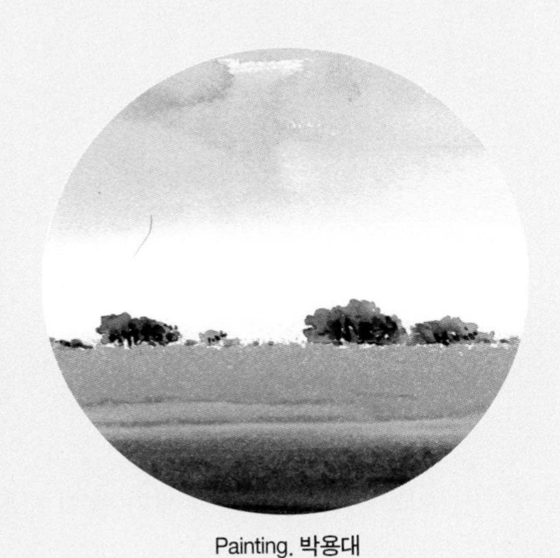

Painting. 박용대

삶이,

사람이 그리고 일상이 향기로운 모습이라면 좋겠습니다.

선물

2010년이었다.

한 여름 더위가 맹위를 떨치던 어느 날 고등학교 후배와 함께 시골의 한 사찰을 찾았다.

주지 스님을 만날 예정으로 절을 찾아 들어갔을 때는 한 낮의 불볕 더위가 기승을 부리고 있었다.

주지 스님이 부재중이라는 것을 알고 발길을 돌리기로 하였다.

더위를 피해 그늘에서 한참을 쉰 후에 주차장으로 향하던 중 주차장 언저리에서 노점상을 하는 나이드신 어르신들을 지나치게 되었다.

예닐곱 분의 할머니들께서 산에서 나는 나물이며 약초 등을 펼쳐놓고 절을 찾는 관광객들을 상대로 물건을 팔고 있었다. 그날은 무더위 탓인지 관광객들의 발걸음이 뜸했다.

점심을 겸해 늦은 아침을 먹은 터라 저녁 무렵이 되니 모두들 출출해했다. 절을 빠져나와 길가에 펼쳐 놓은 몇 군데 노점의 마지막에 다다랐다.
그곳은 다른 노점과는 달리 얼기설기 세운 기둥의 옆과 뒤를 바람막이로 막은 움막 같은 노점이었다. 그곳에서 할머니 한 분이 엿을 팔고 있었다. 시내까지 가려면 시간이 걸릴 테고 엿으로라도 시장기를 달래려고 일행과 함께 들렀다.
할머니는 70대 후반으로 보이는 전형적인 시골의 촌로이셨다. 고단한 삶을 살아오신 흔적이 얼굴 가득하고, 허리가 구부정하신 분이시라 한 눈에도 척추가 잘못된 것이 보였다.
일행을 뒤로하고 잠시 화장실을 다녀왔는데, 할머니께서 초면인 나에게 간절한 눈빛으로 "이 아저씨 이야기를 들어보니 선생님이시라면 제 아픈 허리를 고칠 수 있을것 같으니 침을 좀 놓아 달라."고 하시는 것이었다.
내가 화장실을 다니러 간 그 사이 후배가 할머니에게 자신이 침 치료를 받았던 이야기를 했다며, 자기의 허리치료를 해달라고 했다.
사연을 들어보니 30년도 더 오래된 사연을 꺼냈다. 남편이 몰던 경운기에서 떨어졌는데, 그때 허리를 다친 이후로 몇 걸음만 걸으면 허리가 구부러져 허리를 펼 수 없게 되었다고 하셨다. 일어서기는 하는데 몇 발자국만 걸으면 허리가 구부러진다는 얘기였다.
일어서도, 앉아도, 누워도 허리가 아픈 세월을 30년 넘게 살아오셨단다. 병원에 가서 진찰을 해보면 상태가 너무 좋지 않아서 수술을 할 수도 없다는 얘기를 들었다고 했다. 날씨가 궂으면 허리가 더 아프다며.

할머니의 하소연을 듣고 있자니 참으로 딱하다는 마음밖에 들지 않았다. 할머니의 간절한 부탁을 거절할 수 없어 치료를 해드릴 마음을 내기는 했지만 수술을 할 수도 없을 정도로 허리 상태가 좋지 않으신 이 할머니를 과연 내가 침으로 치료를 할 수 있을지 걱정이 앞섰다.
아무리 생각해봐도 할머니의 허리 상태는 내가 침으로 치료할 대상이 아니라는 생각이 더 강하게 들었다. 그냥 보기에도 할머니의 허리나 몸 상태를 침으로 치료한다는 게 영 내키지 않았다.
한마디로 자신이 서지 않았다. 그러나 눈앞에 계시는 할머니께서 '얼마나 아프시면 초면인 나에게 저리도 간절히 치료를 부탁하실까?' 하는 생각에 그런 할머니를 바라보는 내 마음은 안타깝기만 했다.

조용히 눈을 감고 잠시 생각에 잠겼다. 나는 오랜 기간 통증으로 고생하는 분들을 만날 때마다 나 자신을 치료하던 기억을 떠올리면서 침을 놓는다. 그리고 많은 분들이 통증에서 벗어나는 것을 경험했다.
그런데 "오랜 허리 통증으로 고생했던 분들이 내게서 침을 맞고 치료되었던 것처럼 이 할머니도 좋아질 수 있을까?"
이 할머니는 사고를 당한지 30년이 넘었다고 하는데 과연 치료효과가 있을까? 행여 효과가 없으면 괜히 할머니의 마음을 더 아프게만 하는 것은 아닐까? 후배가 나를 대단한 한의사라고 광고(?)를 했지만 이 할머니를 정말 조금이라도 좋아지게 할 수 있을까?
여러 가지 생각들이 머릿속을 오갔다. 호흡을 가다듬고 결론을 내렸다.
나는 나 스스로를 치료하던 그때의 절실한 그 마음으로 다른 분들을 치료했다. 그리고 그렇게 침을 놓을 때마다 나 자신도 놀랄 만큼 좋은 결과들을 보았다.
저 할머니가 다른 그 누구도 아닌 내 딸이라 여기면 이렇게 망설이고 있겠는가?
자식이 저 지경인데 이리도 한가하게 고민만 하고 있겠는가?
내 딸이고 내 아들이라고 여기고 지금껏 침을 놓았던 것처럼 저 할머니의 아픔을 없애기 위해 간절히 기도하는 마음으로 한번 침을 놓아보자. 이렇게 작정하고 나니 한결 마음이 가벼워졌다.

엿을 자르기 위해 만들어 놓은 작은 탁자 위에 할머니를 엎드리게 했다.
좁은 탁자 위에 누워있는 할머니의 허리는 안으로 들어가야 할 뼈는 밖으로 튀어나와 솟아 있었고, 등 뒤의 뼈는 목에서 허리에 이르기까지 좌우로 비틀어져 있었다.
이런 등과 허리 상태로 지금까지 살아오면서 얼마나 아팠을까를 생각하니 코끝이찡했다.
정신을 집중하여 목과 등과 허리에 침을 놓았다. 침이 몸에 들어가면 아팠을 텐데도 할머니는 신음소리 한 번 내지 않으셨다.
몸의 뒷부분을 치료하고 난 후 몸의 앞부분을 치료하기 위해 할머니께 일어나 보시라고 했다.
그런데 침을 맞으려고 엎드렸을 때는 허리가 아파서 찡그리던 할머니의 얼굴이 갑자기 환해지셨다. 손을 짚고 몸을 일으켜 일어나신 후 허리를 펴 보라고 했더니 허리를 펴 보이시며 아픈 게 덜 하다고 했다. 다시 할머니를 눕힌 후 복부에 침을 놓은 뒤에 일어나라고 했다. 한결 더 편하다고 하신다.
침 치료가 끝나자 할머니께서는
"침을 맞고 나니 허리가 덜 아프고 몸이 가벼운 데 얼마나 좋아졌는지는 걸어보면 알 수 있다"고 하시면서 주차장으로 걸어가셨다.

대형 버스 수 십 대를 주차할 수 있는 넓고 긴 주차장이었다. 할머니께서 주차장으로 걸어가시는데 등을 구부리지 않고 걸어가는 것이었다. 저 멀리 주차장 끝까지 걸어가는 동안에도 할머니는 허리를 펴고 걸었다.
조금 전 까지만 해도 몇 걸음만 걸으면 자기도 모르게 등이 구부려진다고 했는데, 등과 허리를 펴고 걸었다. 할머니께서는 등을 펴고 걷는 것이 신기한지 계속 걸어보는 것이었다.
지금 내 눈 앞에서 저렇게 허리를 펴고 걷고 있는 저 분이 방금 내가 침을 놓았던 그 분이 맞단 말인가?
나는 내 눈앞에서 벌어지는 광경을 눈으로 확인하면서 스스로도 믿어지지 않았다.
다시 노점상으로 돌아오신 할머니께서는 내 손을 잡고 몇 번이고 고맙다는 말씀을 하시며 눈물을 지으셨다.
그렇게 심하던 허리 통증이 덜해지고, 걷기만 하면 구부러졌던 등이 펴지니 얼마나 감격스러울까?
한 번의 침 치료로 그토록 오래 고생하시던 허리병이 완전히 나을 수는 없었겠지만 할머니께서는 눈물어린 눈으로 몇 번이고 고맙다고 인사를 하는데, 눈으로 보면서도 믿기 힘든 결과에 오히려 내가 더 고맙기만 할 뿐이었다.
엿 파는 할머니께서 침을 맞은 후, 주차장을 오가는 모습을 보고있던 할머니들 예닐곱 분이 모두 오셨다.
같은 자리에서 몇 십 년 함께 장사를 하며 그 할머니가 걸을 때 등이 구부러지는 것을 오랫동안 봐 왔는데 오늘은 걷는데도 등이 구부러지지 않으니 참 신기하다며, 자기들도 아픈 곳이 있는데 침을 좀 놓아 달라고 하신다.
시골에서 오랫동안 농사일을 하신 탓에 허리와 어깨 팔 다리가 아프다고 하셨다. 한 분 한 분씩 침을 놓고 있는데 어떤 할머니 한 분이 오셨다가 가시고, 또 다시 오셔서 침을 맞고 있는 사람들을 보고는 다시 가시곤 했다.
나는 몇 분의 할머니들을 치료하면서 그 할머니를 유심히 보게 되었다.
처음부터 그 할머니가 내 눈길을 끌게 된 이유가 있었다. 할머니의 등이 구부러져 있었다. 할머니의 등은 마치 호박을 반쪽으로 갈라 엎어 둔 것처럼 둥글게 굽어 있었다.
엿을 파는 할머니는 서서 있을 때는 허리를 펴고 있다가 걸어가게 되면 허리가 구부려졌는데 이 할머니는 코가 땅에 닿을 듯이 등이 굽어 있었다.
바로 조금 전에 엿을 파는 할머니께서 침을 놓은 후에 허리가 구부러지지 않고 걷는 것을 보게 되자, 이번에는 등이 굽은 저 할머니도 침을 놓으면 굽은 등이 펴질 수 있을지 참으로 궁금했다.
그런데 이 할머니께서는 침을 놓아달라고 하지 않는 것이었다.
허리가 저리도 구부러지셨으면 어디가 아파도 아프실 텐데 왔다가는 가고 다시 오셨다가 그냥 가는 것이었다.
이윽고 몇 분의 할머니들이 치료를 모두 끝냈다. 치료를 받은 분들은 반응이 좋으신지 다들 고맙다고 인사를 하는 것이었다.
그리고 "선생님이 언제 다시 여길 오느냐?" 고 물었다.
아들이 교통사고로 다친 후 허리가 아픈데 멀리 있어서 연락을 해도 지금은 올 수 없으니 다음에 다시 오면 치료를 받을 수 있을지 묻는 분도 있었고, 할아버지가 몸이 안 좋으신데 치료를 받으려면 어디로 찾아가야 하느냐고 묻는 분도 있었다.
그렇게 이런저런 대화를 나누고 있는데 등이 굽은 그 할머니께서 다가 오시더니 머뭇거리면서 오른쪽 어깨가 오래 전부터 아팠는데 침을 좀 놓아 줄 수 있느냐고 물으셨다.
이웃 할머니들이 침을 맞고 좋아지는 것을 보고나니, 자신도 침을 좀 맞았으면 하는 생각이 들었다고 했다.
그렇잖아도 아까부터 이 할머니의 구부러진 등에 자꾸 눈길이 갔는데 할머니께서 침을 맞으시겠다니 잘 됐다 싶었다.
언제부터 어깨가 아팠는지 물었더니 30년 전, 산에 나무 하러 갔다가 넘어졌는데 그 뒤부터 허리가 아프더니 등이 굽어졌고, 그 때 넘어지며 다친 어깨가 지금까지 아프다고 했다.
이 할머니는 어깨가 아프다고 하셨지만 나는 할머니의 굽은 등을 펴보고 싶었다. '저렇게 등이 굽었는데도 침을 놓으면 펴질 수 있을까?'
'침을 놓으면 어떤 결과가 나올까?'
참으로 궁금했다. 어떤 결과가 나올지 한편으로는 기대가 되기도 했다. 마음으로는 침을 놓기만 하면 할머니의 굽은 등이 금방이라도 펴질 것만 같았다.
이 할머니도 엿을 파는 할머니를 치료했던 좌대 위에 엎드리게 한 후에 구부러진 할머니의 등에 침을 놓았다. 그리고 아픈 어깨치료를 한 후에 할머니께 일어나 보라고 했다. 나는 내가 침을 놓은 후에 할머니의 굽은 등이 펴지는지가 궁금했다.
어깨가 아파 팔을 들어올리기 힘들다고 하던 팔은 위로 잘 올라가서 좋다고 하셨다. 그런데 할머니는 자신이 허리를 펴고 서 있다는 것은 잊으셨나보다.
할머니께서 허리를 펴고 서 있는 게 아닌가!
내 눈으로 허리를 펴고 서 있는 할머니를 보고 있으면서도 등이 굽어 있던 할머니가 등을 펴고 서 있다는 것이 믿기지 않았다.
둥근 등을 이고 코가 땅에 닿을 듯 하던 할머니가 그냥 허리를 펴고 서 있는

게 아닌가!

침을 놓는데 걸린 시간은 그리 길지 않았다. 불과 10여분이었다.

침을 놓아 등이 굽은 지 오래된 할머니의 등이 바로 펴졌다. 순간 전신에 전율이 흘렀다.

척추의 여러 질병을 침으로 치료할 수 있을 것이라는 강한 믿음이 나를 가득 채웠다. 굽었던 등이 펴져서 고맙다고 하시며 내 손을 잡으시는 할머니를 바라보며 내 마음은 더 큰 감동에 휩싸였다.

"할머니, 나아 주셔서 정말 감사합니다. 할머니의 등이 펴지셨네요. 정말 감사합니다."

진심으로 할머니께 감사한 마음이 들었다.

등이 굽은 할머니를 내 손으로 치료한 오늘의 이 놀라운 경험은 앞으로 치료 현장에서 만나게 될 수많은 환자분들을 치료할 때 엄청난 자신감을 내게 안겨 주게 될 것이라는 믿음을 가져다 주었다.

내가 할머니를 고친 것이라기보다는 이 할머니께서 내게 어떤 병도 두려움 없이 대할 수 있는 자신감을 선물로 안겨주셨다는 감사한 마음이 더 지배적이었다.

그 날 침술의 놀라운 효과를 경험하고 난 이후, 나는 어떤 어려운 척추 질환이나 근골격계 질환이라도 침으로 치료할 수 있다는 커다란 자신감으로 임할 수 있게 되었다.

이야기.

셋

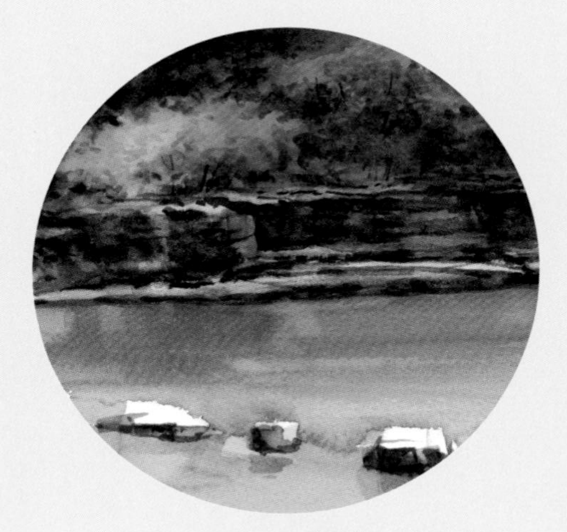

Painting. 박용대

나무의 무성함과

기품의 운무 속에 천년의 기운도 쉬어가더라.

웃음 꽃 피다

1

벌써 10년 세월이 더 흘렀다.

겨울이 끝나간다고는 해도 날씨가 변덕스럽게 추위를 달고 있던 2009년 5월 초순 어느 날, 혼자서 거동하기 힘든 70 후반의 부인이 두 사람의 도움을 받으며 찾아왔다.

내게 침을 맞고 나았다는 사람이 소개해서 찾아 왔다며 나를 보자마자, "좀 살려 달라"고 울면서 애원했다.

얼굴을 보니 부은 채로 붓기가 가득하고 푸석푸석하고, 온 몸이 마치 막대처럼 굳어 유연성이라고는 찾아 볼 수가 없는 상태였다.

걸음걸이를 보니 다리는 뻣뻣하게 굳어 질질 끄는 듯 했다. 두 팔도 경직되어 잘 움직이지 못하고 기운은 바닥이 나 금방이라도 쓰러질 듯했다. 누가 봐도 한 눈에 중환자라는것을 단박에 알 수 있었다.

어디가 아파서 오셨느냐고 물어보았다. 온 몸 구석구석 안 아픈 곳이 없다며 머리, 눈, 목, 어깨, 등, 허리, 팔, 손, 손가락과 손가락 마디 마디, 무릎, 허벅지의 뼈 마디마디가 모두 아프다고 했다.

밥을 먹을 수도 없고 그나마 소량이라도 먹기만 하면 토하고 그렇지 않으면 소화가 되지 않고 더부룩해서 몇날이고 고생을 한다고 했다. 변비도 심하다고 했다. 대변은 일주일에 한 번 보기도 힘들 때가 많다고 했다. 속은 늘 무엇이 가득 차 있는 듯 더부룩하고 자주 신물이 올라온다고도 했다. 그 뿐 아니라 자주 체한다고 했다. 그런데 음식을 잘 먹지도 못하는데 살은 계속 찐다고 했다. 한번 체중이 불어나기 시작하면 빠지지 않는데 불과 2~3년 사이에 체중이 20킬로 이상 불어났다고 했다.

밤에는 머리가 아프고 쑤셔서 잠을 잘 수가 없다고 했다. 밤에 잠을 잘 수 없으니 낮에 잠깐 자신도 모르게 졸게 되는데 이 때문에 밤이 되면 더욱 더 잠이 오지 않고 머리가 아프고 쑤셔 더욱 더 잠을 잘 수 없다고 했다. 머리가 항상 무겁고 아프고 쑤셔대니 정신이 멍해진다고 했다. 어렵게 겨우 잠이 들면 그나마도 악몽에 시달리기 일쑤라고 했다.

두 어깨는 내려앉는 듯이 아프고 어깨에서 팔꿈치, 손, 손가락 마디 마디 아프지 않은 곳이 없다고 했다. 특히 밤이 되면 더 심하다고 했다.

잠을 자기 위해 누우면 등과 허리가 너무 아파 잠을 잘 수 없고, 다리는 뻣뻣하게 굳어 걷기가 힘들고, 더 고통스러운 것은 대소변을 보려고 화장실에 가게 되면 변기에 앉아야 하는데 다리가 펴지지 않으니 앉을 수가 없어 이러지도 저러지도 못할 때가 가장 괴롭다고 했다.

언제부터 그렇게 나빠지게 되었는지 물었다. 70 중반이 되기까지 아픈 데가

한 군데도 없었다고 했다.
건강하게 잘 지냈을뿐만 아니라 다른 사람들이 다 먹는 고혈압 약이나 당뇨 약도 먹지 않았다고 했다. 그리고 특별히 관리하지 않았는데도 아픈데 없이 건강하게 잘 지냈다고 했다.
그런데 3년 전, 모든 재산을 다 잃어버리게 되었는데 그 뒤부터 여기저기 병이 생겼다고 했다. 자신 소유로 위치가 좋은 곳에 자리한 주유소가 10 곳이 넘었는데 며느리가 도박으로 몇 개월 사이에 그 모든 주유소를 다 팔아먹었다는 얘기였다.
그것이 분하고 억울해서 잠을 이룰 수가 없었다고 했다. 그리고 괘씸한 마음 때문에 무엇을 먹어도 소화가 되지 않았다고 했다. 그렇게 시간이 지나자 몸이 여기저기 한 두 군데 아프기 시작했고, 얼마 지나지 않아 온 몸이 아팠단다. 너무 아파 병원에 갔더니 특별한 병명은 없고 '신경성' 이라는 진단을 내리더라는 것이었다.
병원에서 처방을 해 준 약을 먹었는데 전혀 듣지 않았고, 통증은 조금도 줄어들지 않았다고 했다. 약을 먹어도 차도가 없으니 이 병원 저 병원으로 옮겨다녔고 진찰을 받고 약을 먹었으나 증상은 점점 더 심해지기만 했단다.
급기야 종합 병원에 입원해 진찰을 받았는데 특별한 병명이 없다는 소견이었다. 본인은 여기저기 아팠지만 신경성이라는 병명 밖에 나오지 않으니 수술을 할 수도 없는 형편이었다. 고작 약만 처방해 줄 뿐이라고 했다.

2

한의학의 고전인 『황제내경』에서는 인간의 감정적 정서와 육체는 직접적인 관계가 있다고 기록되어 있다.

인간의 일곱가지 감정인 칠정七情은 희喜, 노怒, 우憂, 사思, 비悲, 공恐, 경驚이다. 이런 여러 가지 감정은 오장육부와 연관이 있는데 분노의 감정은 간과 쓸개와 연관이 있고, 희열을 느끼는 감정은 심장, 소장과 연관이 있고, 사려와 생각은 소화 기관과 연관이 있고, 우울해 하거나 슬퍼하는 감정은 폐, 대장과 연관이 있고 놀라거나 두려워하는 감정은 신장, 방광과 연관이 있다는 것이다. 이런 관점에서 본다면 이 분의 며느리에 대한 분노의 감정은 걷잡을 수 없을 정도로 클 것이다. 분노로 인하여 간의 기능을 손상받게 되면 간이 주관하는 근육과 인대, 힘줄 등에 병변이 생기게 될 것이다. 또한 담낭에서 분비되는 소화액도 균형을 잃을 것이다. 이런 영향으로 소화 기능도 저하될 것이다. 분노에 시달리게 되면 이런 장기의 조화도 깨질 뿐더러 뇌의 상태도 나빠지게 된다. 잠을 자다가도 억울하고 분한 마음에 잠을 깨게 되면 수면을 통해 분비되는 각종 뇌 내 호르몬의 분비도 조절 기능을 상실하게 된다.
수면 중에 분비되는 각종 뇌 내 호르몬에는 낮에 활동하는 동안 생긴 각종 대사 산물 중에서 정화를 필요로 하는 물질을 분해하는 호르몬도 나오는 것인데, 분노로 인해 잠을 자지 못하면 이런 대사에 장애가 생기게 된다.

#3
몸에 나타나는 증상은 정서적인 배경을 바탕으로 나타난다. 지나치게 편향된 감정은 정신적인 문제를 일으킬 뿐만 아니라 구체적인 신체적 반응으로 나타나게 된다.
정서적인 감정이 단지 정신적 차원에서만 문제가 되는 것이 아니라 구체적으로 육체적 증상이 나타나는 것이다.
이 분에게 있어 모든 통증의 원인은 며느리를 향한 분노 때문이었다. 아무리

애를 써봐도 머리속을 꽉 채우고 있는 미움과 분노를 떨칠 수 없었기에 온 몸이 통증에 시달렸던 것이다. 결국 육체의 통증만이 아닌 심신이 모두 아파하고 있는 것이었다.
마음이라는 것이 분노로 들끓었기 때문에 몸이 망가졌다면, 반대로 몸의 균형을 찾게되면 마음도 안정이 되는 것은 당연하다. 마음의 분노는 몸의 모든 근육들을 경직시켰다. 마침내 모든 관절 마디마디까지 통증으로 굳게 만들어버린 것이다.

4

나는 스물 한 살에 우연한 인연으로 어떻게 마음을 쓰느냐에 따라 자신이 원하는 것을 얻을 수 있는지를 배운 적이 있었다.
원하는 것을 뚜렷하게 마음에 구체적으로 그린 다음, 그것이 구체적인 현실로 실현될 것이라고 의심없이 믿으면, 자신이 원하는 것을 얻게 된다는 것인데 나는 침을 놓을 때마다 이를 활용하였다.
마음의 길을 따라 기운이 흐른다는 것을 터득한 것이 침을 놓는데 크게 도움이 되었다.
이 분을 치료하기 위해 먼저 목과 어깨의 뭉친 곳을 찾아 침을 놓은 후 일어나 앉게 한 뒤 물어 보았다.
"눈앞이 어떻게 보이십니까?" 하고.
"선생님 얼굴이 이리도 잘 보입니다. 좀 전에는 눈에 뿌연 안개같은 것이 있었는데 지금은 그게 없어졌어요." 라고 대답했다.
목과 어깨의 뭉친 곳을 풀었을 뿐인데 눈이 잘 보인다고 했다. 뭉친 곳을 풀었으니 뇌로 혈액 공급이 더 잘 되었던 것이다. 목과 어깨에 침을 놓은 후 가장 뚜렷한 반응은 눈이 시원해지고 머리가 맑아진다는 것이다.
다시 엎드리게 한 뒤 등과 허리에 침을 놓았다. 이 분의 등과 허리의 근육은 오랜 기간 허리가 아픈 사람의 등과 허리보다 더 단단하게 굳어 있었다.
새삼 마음의 힘이 얼마나 대단한지를 실감하는 순간이었다. 마음은 주인이 없다. 내가 쓰는대로 움직인다. 사랑하는 마음을 내면 우리 몸도 유연하고 부드럽기 그지 없지만, 미워하고 증오하는 마음을 내는 순간 몸은 전신이 굳어지고 경직된다.
목과 어깨에 침을 맞을 때 몹시 아팠지만 침을 맞은 후 곧바로 눈이 시원해지는 걸 경험한 덕분에 등, 허리, 무릎 뒤의 여러 곳에 침을 맞는 동안 아프다는 말을 한 마디도 하지 않았다.
바로 눕게 한 뒤 가슴을 열고 앞가슴의 뭉치고 단단한 곳들을 찾아 침을 놓았다. 가슴에 분노를 한가득 안고 살았던 탓에 가슴에 침을 맞을 때는 몹시 아팠을 텐데, 한 마디도 아프다는 말을 하지 않았다.
가슴에 침을 놓은 뒤 잠깐 손을 멈추었다. 가슴에 맺힌 분노가 가라앉은 사람의 얼굴을 보고 싶어서였다.
처음 만났을 때 보니, 얼굴이 비교적 미인형이었다. 그런데 표정은 화난 사람처럼 굳어 있었다. 마치 심술난 사람 같았다.
나중에 사연을 듣고 나서야 이해하게 되었지만 처음 보는 사람은 누구든지 오해할 만한 인상이었다.
스트레스로 잠을 못자거나 가슴이 답답한 사람들이 가슴에 침을 맞고나면 거의 모두 공통적으로 가슴이 시원하다고 한다. 숨을 들이키면 늘 명치 밑에 걸려서 답답했는데 침을 맞고 나면 숨을 깊게 들이 마실 수 있다고 한다.
가슴에 침을 놓은 후 얼굴을 보니 조금전까지 화가 나 있었던 얼굴이 부드러워져 보였다.
이 분의 복부는 마치 임신한 것 같았다. 비만을 치료하는 침을 놓을 때는 깊이 강하게 자극하는데, 이 분의 복부에는 좀 더 강하게 침을 놓았다.
3년 사이에 20키로나 몸이 불어났으니 쌀 한 포대를 늘 달고 사는 것과 다를 바 없었으므로 얼마나 힘들었을까?
복부에 침을 놓을 때는 마치 고무풍선을 찌르면 터지는 듯한 그런 느낌이 들 때가 많았다. 오랫동안 변비로 고생을 했다니 대변으로 나쁜 가스가 빠져나가지 못했던 것을 침을 놓으면 그 가스가 터질때 '펑' 하고 터지는 듯한 느낌이 들곤하는데, 이 분의 복부에 침을 놓을 때 그런 느낌을 여러 번 받았다.
과식으로 인한 복부 비만인 경우와는 다른 느낌이다. 과식으로 복부 비만이 되면 복부의 피부가 두껍게 만져진다. 그런 곳에는 침을 놓아도 고무 풍선이 터지는 듯한 느낌은 들지 않는다. 변비가 심한 경우 복부에 침을 놓을 때는 이런 고무 풍선이 터지는 듯한 느낌을 받게 된다. 침을 놓고 있는데 부풀어 있던 배가 들어가는 것을 볼 때도 있다.
침을 맞는 사람은 침을 맞고있는 동안 배가 들어가는 것을 느낀다고 한다.
이 분도 침을 놓을 때마다 배가 들어가는 것이 보일 정도였다. 복부에 이런 변화가 생기면 침을 맞은 후 몇 시간 또는 다음 날 아침 대변을 시원하게 보게 된다. 변비 때문에 무겁고 답답하던 머리가 상쾌해지는 것을 경험하게 되면 잘 먹는 것도 중요하지만 얼마나 잘 배설하느냐는 더욱 더 중요하다는 것을 알게된다.

#5

무릎이 부어 있었다. 이로 인해 무릎이 구부려지지 않았고 통증이 심해 다리를 질질 끌게 되었던 것이다. 좌변기에 엉거주춤하게 앉을 수 밖에 없으니 소변이 밖으로 흘러 나오게 되는데 이 때문에 아주 괴롭다고 했다.
무릎을 치료하려고 이 분을 보니 나 자신이 무릎이 구부려지지 않았던 때의 당혹스러움과 고통이 고스란히 느껴졌다. 그리고 내가 나를 치료하던 때를 떠올려 보았다.
침이 피부를 뚫고 들어왔을 때의 순간적인 통증이 지나가고 난 뒤 홀가분하게 무릎을 구부렸다 폈다를 해보던 그 순간의 감격을 생생하게 기억했다.
이 분에게도 나와 같은 기적이 일어나기를 간절하게 바라는 마음으로 무릎 아픈 곳을 찾아 침을 놓았다.
무릎이라면 살을 만질 때의 느낌도 있고 근육을 만질 때의 감각도 느낄 수 있어야 하는데 이 분의 무릎을 만지면 마치 통나무 껍질을 만지는 듯했다.
'사람의 피부가 이럴 수 있을까' 하는 생각이 들 정도로 거칠었다.
무릎 앞, 옆, 뒤 그리고 무릎과 허벅지로 이어지는 여러 부위에 침을 놓았다.
무릎을 둘러싸고 있는 여러 곳이 굳어 있었고, 피부는 변색이 되어 있었다.
꽤 오랜 시간 양쪽 무릎에 침을 놓았다. 무릎에 침을 놓는 것으로 모든 치료를 끝냈다. 침을 놓던 내 손도 긴장이 풀렸다.
침대에서 내려와 앉았다 일어섰다를 해보기로 했다. 침대에 올라갈 때 무릎이 구부려지지 않아 간신히 올라갔는데, 내려 올 때는 편하게 내려왔다.
침대를 잡고 일어섰다, 앉았다를 해보라고 했다. 앉을 때 무릎이 구부려지는지, 그리고 통증이 어느 정도 인지를 확인해 보기 위해서였다.
침대를 잡고 앉는 것을 보니 무릎이 자연스러워 보였다. 일어서는 것도 편해 보였다. 통증이 있으면 얼굴을 찡그릴텐데 얼굴도 편해 보였다. 침대를 잡고 앉았다 일어서길 여러 차례 해보는 것이었다.

앉고 서기가 편해졌다며 화장실로 가는 것이었다.

시간이 좀 지난 뒤 돌아와 화장실에서 편하게 앉아 소변을 보게 되었다며 눈물을 글썽였다.

침을 맞기 전 소변을 보긴 했는데, 침을 맞고 나니 다시 소변도 봐야했지만 변기에 앉을 수 있을지 알고 싶어 화장실에 갔다고 했다.

몸이 건강하면 소변을 보는 것이 뭐가 대단한 일이겠는가?

무릎을 굽혔다 폈다 하는 것이 무슨 큰 일이겠는가?

그런데 일단 몸이 고장나면 그런 사소한 행동들이 큰 일로 여겨진다.

오죽하면 "물위를 걷는 것이 기적이 아니라 땅위를 걷는 이것이야말로 기적이다" 라고 했을까!

걸음을 옮기는데 전처럼 다리를 질질 끌지 않고 두 발을 차례로 옮겼다. 얼굴의 붓기도 내린 듯했다.

얼굴 표정을 보니 화가 난 듯이 굳어있던 얼굴은 어디로 가고 없었다.

거울을 보더니 자신의 얼굴이 바뀌었다고 놀랐다.

침을 맞은 뒤, 여러 가지 바뀐 것이 믿어지지 않는 듯 눈에 눈물을 담은 채 입가에는 웃음꽃이 피었다. 연세가 드셨지만 통증이 덜어지는 것만으로 저리도 고울 수 있을까 싶을 정도로 표정이 밝아졌다.

"선생님, 정말 감사합니다. 이제 살 것 같습니다. 선생님께서 제 병을 다 고쳐주셨습니다. 선생님, 고맙습니다." 거듭 고맙다며 인사를 하셨다.

세상 모든 시름을 다 짊어진 듯 어둡고 기운없어 힘들어 하던 분이었는데, 침을 맞고 나니 통증이 덜어지고 동작이 편해졌다며, 밝고 고운 모습을 되찾아 좋아하는 모습을 바라보는 나도 함께 행복해졌다. 가슴이 보람으로 가득 차올랐다.

6

다음 날 다시 찾아와 대화를 나눴다. 침을 맞고 난 뒤 얼마 지나지 않아 졸음이 쏟아져 일찍 잠자리에 들었는데, 날이 새는 줄도 모르고 죽은 듯 열 시간 넘게 잤다고 했다. 통증도 잊은 채 잠에 빠졌단다.

가슴을 누르던 답답한 것이 어느 정도 가시고 나니 괜스레 며느리가 불쌍하고 안됐다는 생각이 가장 먼저 들었다고 했다. 며느리 생각만 해도 눈에서 불이 나고 가슴이 두근거리며 답답했는데, 거짓말처럼 며느리에 대한 울분이 거의 사라졌다고 했다. 몇 년 동안 미워하고 원망했던 며느리가 불쌍하게 느껴지더라는 것이다. 불쌍한 마음이 드는 것이 자신도 믿기지 않더라고 했다.

이분의 말을 들으면서 나는 마음이 몸이고, 몸이 마음이라는 것을 다시 한번 더 실감했다. 아침에 눈을 뜨고 일어나니 몸이 가벼워 자기가 아팠던 사람인 줄도 몰랐다고 했다.

"선생님, 참 이상하죠? 아침에 일어날 때 아픈 곳이 하나도 없었어요. 좀 있다 생각해보니 그제서야 내가 아팠던 게 생각났어요. 이렇게 다 나았으면 좋겠어요."라고 했다.

잠을 잘 자고 나서인지 눈에 생기가 돌아 보였다. 푸석푸석하던 얼굴도 어제보다는 나아 보였고, 느리긴해도 다리를 질질 끌지 않았다. 침을 놓기 전에 내가 만났던 분이 아니라고 보일 정도로 좋아보였다.

이후 몇 차례 더 침을 놓아 드렸는데 속이 답답하고 더부룩하던 것도 좋아져 식사도 잘하게 되었고, 첫날 침을 맞은 후 다음 날 변기가 가득 차도록 대변을 쏟아낸 이후 변비가 없어졌다고 했다.

허리와 무릎이 아프긴 해도 참을만 하다며 수줍게 웃을 때는 소녀처럼 보였다.

마음이 육신의 병을 일으킨 주범이었다. 그리고 몸의 병이 좋아지니 마음의 병도 좋아진 셈이었다. 몇 번의 침 치료로 생활하는 데 지장이 없을 정도로 좋아져서 치료를 종료했다.

이 분을 치료한 이후 나는 몸과 마음은 하나라는 것과, 치료를 하는데는 정성과 사랑보다 더 좋은 것이 없다는 사실을 다시 한번 더 실감하게 되었다.

정성과 사랑은 어떤 뛰어난 재능도 능가한다는 것을 경험했다. 또 보기에 고치기 어려워 보이는 어떤 종류의 병도 잘 살펴보면 치료할 수 있는 길을 찾을 수 있다는 교훈도 얻었다.

이 분의 경우처럼 나이가 많다는 것도, 여러 가지 어려워 보이는 증상도 치료를 방해할 수 없다. 그런 것에 눈이 어두워지면 치료할 수 있는 실마리를 찾을 수 없게 된다.

온 몸이 다 아프다며 찾아오는 분들을 볼 때마다 나는 이분을 떠올릴 때가 많다. 이 분 만큼 심한 상태로 오는 분들은 그리 흔치 않다.

그 동안 많은 분들을 보았지만 이 분처럼 전신이 망가진 분을 찾아 보긴 쉽지 않았다.

어쩌면 이 분은 "어떤 통증을 안고 찾아오더라도 그분들을 모두 잘 치료하라."고 우주가 내게 보내신 불보살인지도 모른다는 생각이 들곤 했다.

그날 이후, 나는 통증이 아무리 심하다고 해도 통증을 호소하는 소리에 속지 않는다.

제대로 치료하기만 하면 통증을 호소하던 그분들이 "이제는 안 아파요. 이제는 좀 살것 같아요."라는 말을 하게 될 것이라 기대하고 치료에 임할 수 있게 되었다.

이 분을 치료하는 건 참으로 어렵고 힘들었지만 그 힘든 순간을 넘어서고 보니, 질병으로 고통받는 분들의 통증이 아무리 심할지라도 사랑과 정성으로 치료하면 반드시 고칠 수 있다는 커다란 자신감을 선물로 얻게 되었다.
아픈 사람들을 치료하는 의료인으로서 이런 커다란 자신감을 가질 수 있다는 것보다 더 큰 행운이 어디 있겠는가?
아픈 사람을 치료하고 나서 그 사람의 아픔이 없어지는 것을 함께 느끼게 되는 그 순간의 희열과 만족감을 어떻게 말과 글로 다 표현할 수 있을까?
이런 기쁨이 보상으로 주어지기에 침을 들면 언제나 힘이 솟는다.!

이야기.
넷

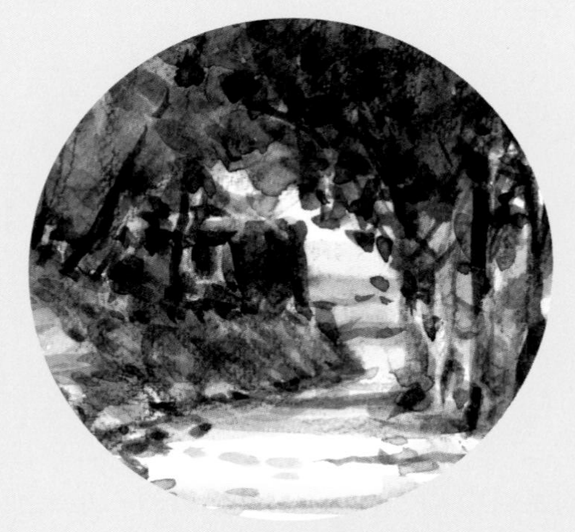

Painting. 박용대

이 마음 곱게 내려 소리없이 안으리,

고루 덮어 아낌없이 안으리.

행복이 가득한 집

행복한 집, 이름 그대로 그 곳은 행복이 가득한 곳이다.
그리고 이 집은 어떤 집보다도 따스한 온기가 스며나는 집이다.
이곳에는 집이 없어 갈 곳 없는 사람, 늙고 병들어도 누군가로부터 보호를 받지 못하는 사람, 장애가 있어 혼자 힘으로 살아갈 수 없는 사람, 말기암으로 고통 받으며 생의 마지막을 향해 가고 있는 사람, 치매로 사람을 알아보지 못하고 자기가 어디에 있는지도 모르는 사람, 정신 착란으로 하루 종일 혼잣말로 중얼거리는 사람 등 여러 분들이 함께 모여 사는 곳이다.
여러 곳에서 온 자원 봉사자들이 이곳에 사는 분들을 헌신적으로 돌보고 있었다. 이곳의 봉사자들은 일상의 간단한 행동도 어려운 분들의 손발이 되어 주는 것을 비롯하여 집안의 갖가지 일들을 처리한다.

2012년 5월 어느 일요일에 지인의 소개로 그곳을 찾게 되었다.

5월의 햇살이 눈부시게 아름답던 일요일 오전이었다.
폐교를 리모델링하여 꾸려진 집이었다. 교정이었던 마당에는 갖가지 나무들이 심겨져 있었고, 집을 둘러싼 울타리에는 여러 가지 꽃들이 피어 있었는데 그 중에 붉은 장미가 유난히 아름다운 풍경이었다.
그곳에서 봉사자로 일하는 한 분을 만나게 되었다. 환한 웃음으로 맞아주시고 편안하게 대화를 이어가는 동안 그 분의 표정에서 어딘가 불편한 것을 느낄 수 있었다. 그런 느낌을 받으면 나는 그냥 지나치지 못한다.
선천적인 성품탓인가? 아니면 직업적인 의문을 참지 못해서일까?
"혹시 머리가 아프고 잠을 잘 이루지 못하지는 않으신지…"
처음 만나 대화를 나누는 자리라서 조심스럽게 물어 보았다.
그런데 내가 묻는 질문에는 대답을 하지 않고 본인은 육십평생을 살면서 침을 한번도 맞아본 적이 없다고 했다. 그리고 침으로 치료를 잘 하는 한의 전문가들을 여럿 알고 있지만 침술치료를 받은 적이 없다고 했다.

침을 좋아하는 사람을 만나는 것은 어렵다. 찌르면 아픈 침을 누가 좋아하겠는가?
얼마간 대화를 나누다가 내가 다시 말을 이어갔다.
아픈 것을 애써 감추는 것이 눈에 들어오기도 하고 밝은 성품이 인상적인 분이라서 치료를 해드리고 싶다는 말을 했다. 그랬더니 그제서야 사정 얘기를 털어 놓는 것이었다.
잠을 못자서 피곤하고 두통이 시시 때때로 찾아와 괴롭다고 했다.
먼저 두통을 치료하기 위해 목과 머리 부위를 치료한 후 어떤가를 물었더니 눈앞이 시원해지고 머리가 맑은 것을 느낄 수 있다고 했다.

치료를 위해 베드에 누워있는 몸을 관찰해보니 등과 허리에도 여러 군데가 뭉쳐 있는 것이 보였다.
항상 등이 아프고 허리도 오래 전부터 아팠다고 했다. 등과 허리 그리고 복부까지 전신을 치료한 이후에 다시 물어보았다. 치료를 하기 전과 이후에 몸에서 느끼는 반응이 어떠하신가를.
그랬더니 몸이 샤워하고 난 뒤처럼 가볍고 상쾌한 느낌이 들고 등과 허리에 있던 통증이 전부 사라졌다고 했다.
그 날 이후 일요일마다 그곳에서 일하는 다른 봉사자들과 거주하는 분들을 치료할 때면 그 분도 함께 치료를 해드렸다.
그러기를 일곱 차례, 이후 어느 일요일, 그 분이 침 치료를 받은 후에 내게 할 말이 있다고 얘기를 꺼내셨다. 머리가 아프고 잠을 잘 수 없었던 것은 뇌에 종양이 있어서라고 했다.

3년전 서울 강남 S병원에서 뇌에 종양이 생겼는데 수술을 할 수 없는 부위라는 진단을 받고 정기적으로 약을 처방받아 먹고 있다고 했다.
그리고 병원에서는 종양이 점점 커져 1년 정도 밖에 더 살 수 없다고 하여 어떤 치료도 받을 생각을 하지 않았다고 했다. 그러기에 침을 맞아야 무슨 소용이 있을까 하고 침 맞기를 거절했단다.
그런데 침 치료를 일곱번 받은 후에 그 병원에서 정기 검사를 받았는데 뇌에 있던 종양이 없어졌다는 말을 들었다고 했다. 검사를 한 의사가 종양은 없어졌고 중풍이 지나간 흔적처럼 자국이 남아있다고 했단다.
종양의 크기가 수술을 할 수 없을 정도로 커져 1년 정도 밖에 살수 없다는 진단을 받은 후에 모든 것을 정리하기 시작했는데, 침을 맞은 후부터 병원에서 처방해준 양약을 먹지 않았는데 두통이 사라지고 잠을 잘 자게 되었으며 여러 면으로 좋아졌다고 했다. 위험한 고비를 넘기게 해 주어 감사하다는 말을 여러 번 했고 뇌종양이 생기기 전, 여러 가지로 마음이 불편하고 어려운 일들을 많이 겪었다고 했다.

오랜시간 아팠던 딸이 먼저 세상을 떴고 가정적으로 문제가 생기는 등 걷잡을 수 없는 고통과 번민의 회오리 속에서 몇 년을 지내오면서 몸과 마음을 많이 상하게 되었다고 했다.

그러나 만나서 대화를 나누면 누구든지 이 분은 항상 밝고 명랑한 분인줄로 여길 정도로 성품이 밝았다.

자신 속에 크게 자리하고 있는 고뇌와 분노를 스스로 억제, 조절하고 삭이느라 참 힘든 시간을 보냈으리라 짐작할 수 있었다.

그분이 겪었던 지난 시간들의 여러 이야기를 들으면서, 인간의 정서적인 변화는 곧 오장육부에 바로 영향을 미친다는 한의학의 기본 이론은 그냥 이론이 아니라 실제로 현실에서 그대로 인체에 나타나는 자연의 섭리라는 것을 다시 한번 더 실감할 수 있었다.

한의학의 고전이자 경전인 『황제내경』에는 지나치게 화를 내면 간을 손상하게되고, 기쁨도 지나치면 심장을 상하게 되고, 사려(생각)가 지나치면 소화기를 상하게 되고, 지나치게 슬퍼하거나 비통해 하면 폐를 상하게 되고, 두려움이 지나치면 신장을 상한다고 기록되어 있다.

한의학은 육체만을 대상으로 치료하는 것이 아니라, 인간의 정서적인 변화가 그대로 오장육부에 반영된다는 것을 기반으로 치료에 임하는 의학이다.

지나치게 고뇌하고 풀수 없는 고통에 휩싸인 채 지내면 몸과 마음이 함께 상하는 것이다. 그 결과 뇌에 종양이 생긴 것이었으리라.
내가 그분을 치료할 당시 나는 단순하게 두통 증세만을 위한 침술을 펼친 게 아니었다. 전신 경락을 자극하여 전신 기혈의 순환을 목표로 두고 치료했다. 한 송이 꽃이 피어나는데도 온 우주가 동원된다는데 하물며 소우주인 인간이 모든 기관과 오장육부가 연관되어 있는 것은 자명한 사실이 아니겠는가? 그분을 치료하면서 내가 세운 원칙은 설령 머리가 아프다고 하더라도 머리만을 치료할 것이 아니라 전신을 치료하여야겠다는 것과 몸과 마음이 하나라는 것을 새기며 침을 놓기로 했다.
또 하나는 몇 차례 치료를 하고 난 후에 뇌종양이 있었다는 것을 알게 되었지만, 그 전에 뇌종양으로 두통이 있다는 것을 알았다고 하더라도 침을 놓는 것이 별 다르지 않았을 것이라는 점이다.

감기와 암은 무엇이 다를까? 감기는 일정한 시간이 지나면 낫는 증상이고 암은 끝내 죽는다는 것이라고 말할 수 있을까? 감기도 방치하거나 잘못 치료하면 얼마든지 말기 암처럼 상황이 나빠질 수있다. 암이라고 하더라도 암과 함께 살아 갈 수도 있고, 암으로부터 벗어나 건강하게 살 수도 있다.
뇌 안의 종양이 자라 커지면 호흡을 담당하는 연수를 압박하여 사망하게 될 것이라는 병원의 진단으로 시한부 삶을 살던 분을 치료한 후에, 나는 치료하기 힘든 난치 질환은 있지만 불치병은 없다는 생각을 하게 되었다.

최첨단 의료장비로 검사하여 고칠 수 없다는 진단을 내리면 어떤 치료 방법도 없다고 단정짓고 치료를 포기하게 된다. 진단을 내린 병원에서 시키는대로 하다가 생명을 잃게 되기도 하는게 현실이다.

현대 의학과 첨단 진단장비라는 거대한 공룡이 더는 치료방법이 없다는 선고(?)에 굴복하여 죽기도 전에 생명을 포기하게 된다. 우리 자신을 시간적, 공간적, 물리적으로 제한 되어 있는 존재로만 여긴 나머지 가능성의 영역을 차단해 버리는 것이다. 그런 제한된 시야로는 더 이상 다른 세계를 이해하거나 받아 들일 수 없게 된다.

그러나 의식을 보다 높은 세계를 향해 열어 둔다면 얼마든지 치료 방법을 찾아낼 수 있을 것이다.
침술을 활용하여 뇌안에 있던 종양을 없앨 수 있었던 것은 진단명으로 붙게 된 질병을 본 것이 아니라, 통증으로 고통받고 있던 '사람' 에게 집중했기에 가능했다.
병명病名에 사로잡히지 않고 사람을 보게 되면 설령 '불치병' 이라는 진단을 받게 되더라도, 불치병이라는 선고(?)에 억눌려 치료를 포기하는 대신, 오랜 세월 치료 경험을 축적해온 한방 의료에서 새로운 가능성을 찾는 것도 현명한 선택이 될 것이라 생각하게 되었다.
기운을 살펴 인체의 기혈 순환을 정상화시키는 데 초점을 맞추는 한방의학의 치료 특징은 난치병, 불치병의 이름으로 인간을 위협하는 여러 질병들을 치료하는데 뛰어난 효과를 발휘하게 될 것이다. 흔하게 보아왔던 침술이 이런 질환들을 치료할 수 있는 대안이 될수 있다
고정된 사고의 틀을 깨고 나와야 혁신의 동력을 얻게 된다.

유구한 역사성을 가진 침술이 서양의학의 한계를 벗어나 불치병을 치료하는 뛰어난 도구로 소용되는 날이 오게 되리라 믿는다.

이야기.
다섯

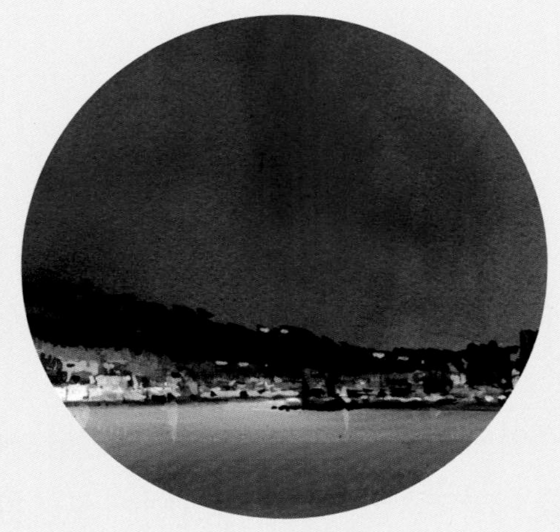

Painting. 박용대

걸어가는 길에 이정표가 되어주는 일,

등불이고 등대입니다.

가슴에 깃든 햇살

2012년 5월. 63세의 여성이 찾아 왔다. 아이 둘을 낳고난 뒤 20대 후반 무렵 뒤로 넘어지면서 허리를 다쳤다고 했다. 그리고 30년이 훨씬 지난 지금까지 허리가 아프다고 했다. 허리를 바르게 펴지 못할 뿐 아니라 일어서면 몸이 뒤로 젖혀졌고, 걸을 때면 허리가 더욱 더 뒤로 젖혀져서 50미터를 채 걷지 못하고 쉬었다 가야 한다고 했다.

잠을 자다가 다리에 쥐가 나서 한참을 주무르고 풀어야 자는 날이 잦다고 했다. 오랜 시간을 아프게 지내다 보니 우울증 증상도 있다고 하고, 체형은 말랐고 급한 성격이라서 아프다는 말을 하는데도 바쁘기만 했다.

병원에서는 협착증과 디스크가 함께 진행되어 수술을 해야만 한다는 진단을 받았단다.

위염 증상이 오래되어 음식을 조금만 과식하면 속이 불편하고 답답하다고 했다. 신장염으로 오랫동안 병원신세를 진 적이 있고, 지금도 과로하거나 조금만 무리하게 움직이면 몸이 붓고 전신이 아프다고 했다. 늘 피로하고 무기력하다고 했다.

우측 발목을 자주 삐게 되어 발목도 아프다고 했고, 전신이 늘어져 하루하루 사는 것이 힘들다고 했다.

치료를 위해 엎드리게 한 후, 허리를 살펴보았더니 척추를 싸고 있는 근육이 목에서부터 엉덩이까지 전체적으로 힘이 없고 탄력이 떨어져 있었다. 피부는 얇은 종이를 만지는 느낌이 들 정도였다. 안으로 들어가야 할 허리 부위의 뼈가 밖으로 불쑥 돌출되어 위로 솟아 있었다.

서 있는 사람을 옆에서 보면 목뼈가 있는 부분은 얼굴방향으로 들어가 보이고 등은 뒤로 나오고, 다시 허리부분은 안으로 들어가서 S자 모양을 보이는 것이 정상적인 모습이다. 그런데 이분이 서 있는 모습을 보면 안으로 들어가야 할 허리부분이 바깥으로 나와 있었다.

몸은 마음과 연결되어 있다. 그래서 치료를 하는데는 치료하는 사람과 치료를 받는 사람의 마음이 서로 맞아야 치료결과가 좋다.

치료를 받아보니 좋더라는 주위 사람들의 말을 듣고 한의원에 왔으니 자신도 치료를 받으면 좋아지리라는 기대를 하고 있었다.

자신이 생각해봐도 자기 상태가 좋지 않은 정도가 심하다 보니 자신은 얼마 동안이나 치료를 받아야 하는지 궁금하여 내게 물어보았다. 그렇게 물어보는 것은 자신처럼 상태가 안 좋은 사람도 치료하면 나을 수 있는지를 묻는 것으로 들렸다.

오랜 기간 심하게 통증을 겪고 있는 사람들을 보면 지난 날 내가 겪었던 아픈 기억이, 그분들의 아픔이 마치 나의 아픔처럼 느끼게 해준다. 이럴 때는 내가 나를 치료한 경험을 이야기 해 주는 것이 도움이 된다는 것을 여러 번 경험했다.
치료 기간이 오래 걸릴 것이라고. 그리고 치료 도중 아픈 곳이 더 아프게 되는 경우도 있다고 알려드렸다.

어느 곳이 아프든 아픈지 얼마되지 않으면 치료가 쉽고, 치료 반응도 심하지 않지만 아픈지 오래된 분들은 치료 기간도 길어질 뿐 아니라 치료 도중에 더 아픈 반응을 여러번 거치게 된다.
이 때문에 진통제에 익숙한 분들은 치료 반응으로 나타나는 통증을 없애기 위해 진통제를 계속 복용하느냐 마느냐 하는 문제로 고심하는 경우가 많다.
자연치료는 반드시 회복과정에서 댓가를 치르게 된다. 통증은 더 심해질 수 있고, 심지어 아프지 않던 부위까지 아픈 경우도 허다하다. 진통제에 억눌려 있던 부분들이 드러나게 되는 까닭이다.
이분처럼 오랜 기간 통증에 시달린 분들을 치료할 때는 먼저 치료 도중에 일어날 수 있는 여러 가지 현상들을 알려주어야 그런 현상이 나타날 때 치료하는 의사를 믿고 따라오게 된다.
이분에게는 치료기간이 오래 걸릴 뿐 아니라 치료 도중, 여러 가지 증상이 나타날 수 있는데 그것은 치료의 부작용이 아니라, 치료 도중에 나타나는 정상적인 반응이라는 것도 설명해 드렸다.
치료가 일정기간 진행 되어야 허리의 통증이 덜 해질 것이니 조급해 하지 말고 치료에 임해야 장기간 치료를 받을 수 있다는 안내도 해드렸다. 그리고 꾸준히 치료해서 허리를 바르게 펴고 통증 없이 살 수 있는 날까지 치료를 하겠다는 마음을 먹는 것이 중요하다고 일러드렸다.

치료가 시작되고 한 동안 허리 통증은 계속되었고 별다른 차도가 없었다. 허리를 지탱하고 있는 근육에 힘이 생겨나는 데는 적어도 3~4개월이 걸린다. 100일이 지나자 치료 전에는 50미터 쯤 걸으면 앉아서 쉬었다가 다시 걸어야 하는데 조금 더 걸을 수 있는 정도로 미미하게 개선이 되는 것 같다고 했다. 6개월이 지나고 1년이 지나면서 허리 통증이 조금씩 줄어드는 것이었다.

처음 치료를 시작할 때는 얼굴에 환자라는 기색이 역력했는데 치료를 하는 기간이 늘어나자 다른 사람들의 눈에도 안색이 맑아지고 밝아지는 것이 보이기 시작했다.
그리고 예전에는 남편이 치료받으러 병원에 가거나 한의원에 간다고 하면 "낫지도 않는 병원은 뭐하러 가느냐?" 고 핀잔을 주곤 했는데, 이즈음에는 "왜 한의원에 갈 시간이 되었는데도 가지 않느냐?" 고 묻는다고 했다.
그렇게 한의원에 가서 치료를 받으라고 종용(?)하는 데는 이유가 있었다.
밤에 자다가 쥐가 나면 아파서 꼼짝 못하고 통증을 호소하니 남편이 그 쥐가 풀리도록 다리를 주무르기를 거의 매일밤 하다시피 하다가 치료를 받고 3개월이 지나고 6개월, 1년이 되자 밤이 되어도 쥐가 내리지 않게 되어 자신이 편하게 잠을 잘 수 있다는 얘기였다.
치료 횟수가 늘어나자 늘 불편해서 답답하던 위장이 편해지면서 소화가 잘 되고 밥맛도 좋아져 체중도 늘었다고 했다.

2년이 지나자 잠을 못잘 정도로 밤에 아프던 허리통증이 줄어들면서 잠을 잘 수 있을 정도로 호전되었다. 걷는 거리도 늘어나서 몇 백미터를 걸어도 앉아서 쉬지 않아도 될 정도로 좋아졌다. 치료를 하는 동안 나의 관심은 튀어나온 허리뼈가 언제쯤 제자리로 들어가는가 하는 것이었다.

과연 내가 임상하는 이 침술로 30년 넘게 돌출되어 허리통증을 유발케 했던 척추가 제자리로 들어갈 수 있을까?

그것이 된다면 수술을 해야 할 정도로 상태가 나쁜 허리병이라도 침 치료로도 얼마든지 좋아질 수 있다는 것이다.

2년 반이 지나고 3년이 가까워지는 어느 시점부터 허리통증이 현저하게 줄어들고 걷는 거리는 30분 이상 걸어도 통증이 없을 정도로 상태가 호전되면서 허리뼈가 조금씩 안으로 들어가는 것이 보이기 시작했다.

첫 1년간은 거의 매일 치료를 했다. 내가 세미나나 교육으로 휴진하는 날을 제외하고 날마다 치료를 했다.

1년 후에는 1주일에 하루 이틀은 쉬고 치료를 했고, 2년 후에는 격일로 치료를 했다. 3년 후에는 일주일에 2회 치료를 했는데도 허리뼈가 제자리로 들어가기 시작했다. 이후에는 1주일에 한번 와서 치료하기도 하고 어떤 때는 보름에 한 번 한달에 2~3회 치료하기도 했다.

자신의 허리를 만져도 허리뼈가 안으로 들어간 것을 알 수 있을 정도였다.

이 분을 치료할 당시 나는 치료기간을 기약하지 않고 이 분의 척추뼈가 제자리로 돌아올 때까지 치료해 보겠다는 생각을 했었다.

4년 후에는 허리가 아픈 것보다는 급한 성격에 뛰다시피 빨리 걷다보니 발목을 삐게되어 치료를 받으러 오는 경우가 더 많았다.

발목 치료가 우선이고 허리는 덤으로 치료하는 셈이 된 것이다.

처음 치료할 때 63세였던 분이 어느 덧 67세가 되었는데 얼굴은 처음보다 더 생기있고 밝아졌으며 탄력이 있는 모습으로 바뀌게 되었다.

침의 효능이 여러 가지이지만 침 치료는 무엇보다 통증을 없애주는 효과가 탁월하고, 인체의 전반적인 기혈을 순환시키므로 신체 전반적인 기능이 향상되고, 심지어 젊어지는 회춘의 효과가 있는 것을 이 분을 치료하면서 더 실감할 수 있었다.

본인이 "지금은 또래의 친구들보다 더 활동적으로 움직일수 있게 되었고, 전에는 음식을 소화시키기 힘들었는데 지금은 없어서 못 먹을 정도로 좋아졌다."며 좋아하셨다.

700여 회의 긴 시간이었지만 침술 치료만으로 후방으로 돌출된 척추가 제자리로 돌아오는 결과를 확인했다. 700여 회를 치료하는 동안 자신의 몸이 치료를 해 갈수록 점점 더 좋아지는 경험을 하였기에 4년이 넘는 기간 동안 침 치료를 받을 수 있었던 것이다.

환자가 자신을 치료하는 의사를 믿는다는 것은 무엇을 의미하는 것일까?

치료 효과를 경험하지 못하는데도 환자는 의사를 믿고 치료를 받을 수 있을까?

이 분을 치료하는 동안 나는 참으로 많은 것들을 생각하게 되었다.

척추 치료에는 침 만큼 좋은 치료도 없다는 것을 다시 한 번 더 실감했다.

이 글을 쓰면서 안부가 궁금해 전화를 했더니 반갑게 받았다. 아팠던 허리가 치료된 뒤로 지금까지 아픈 줄 모르고 잘 지낸다며 밝은 목소리로 근황을 알려주었다.

이야기.

여섯

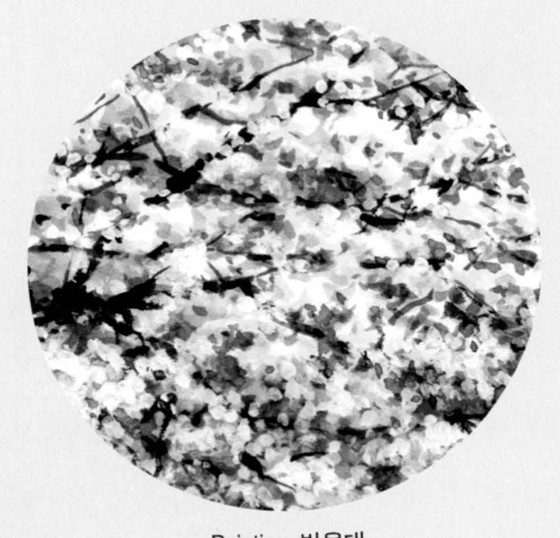

Painting. 박용대

그대의 웃음처럼 나도,

우리도 기쁨의 날, 지어가기를

5년의 치료,
삶을 되돌린 5년

개나리와 진달래가 지천으로 피어나던 2012년 5월 어느 날, 온몸이 안 아픈 데 없이 전부 다 아프다고 하면서 일흔 중반의 여자분이 찾아왔다.
침을 맞는데는 도가 트였다면서 40년 동안 전국을 돌아다니면서 침을 잘 놓는다는 곳은 안 가본 곳이 없다고 했다.
이 분과 나눴던 대화가 인상적이어서 아직도 기억이 생생하다.
"원장 선생님, 여기서 치료받은 내 친구 얘기를 들어보니 여기는 침을 맞는데 시간도 별로 걸리지 않고 효과도 빠르다는데 무슨 침을 놓으십니까? 나는 치료를 잘 한다는 여러 곳에 가서 침을 맞고 한약을 먹어봐도 치료받고 약 먹을 때는 좀 좋아지는듯 하다가 시간이 좀 지나면 다시 아픈데 왜 그런가요?"
그리고 이어서 다시 질문을 건네 왔다.
"저만 고치시면 이 한의원은 손님들로 넘칠 겁니다. 제 주위에 아픈 사람들이 많거든요. 제가 아는 사람들은 제가 여러 곳을 돌아다니면서 오랫동안 치료 받은 것을 다 알고 있거든요. 저 같이 오랫동안 안 아픈데 없는 사람도 치료가 됩니까?"

이 분은 궁금한 것이 유달리 많은 분이셨다.
"여기서 치료받은 친구한테 들어보니 원장님은 주로 침으로 치료를 한다는데 저도 약은 먹지 않고 침으로만 치료가 되나요?"
이것 저것 궁금한 것도 많고 할 말도 많으신 듯 했다.
아픈지 오래되신 분들은 거의 다 비슷하다. 세상에서 자신이 가장 많이 아프고 자신만 고쳐주면 자신이 소개하는 사람들로 한의원이 터져 나갈 정도로 사람들이 많아질 것이라고들 하신다. 대화가 필요할 것 같아 몇 가지 물어보기로 했다.

"네. 친구분 얘기를 듣고 오셨군요. 어디가 불편하세요?"
이미 전신이 다 아프고 안 아픈 곳이 없다는 얘기를 들었지만 하나씩 아픈 곳을 찾아가기 위해 질문을 던졌다.
"어깨부터 팔, 손목까지 아프고 손가락은 이렇게 부은채로 굳어져 제대로 쥐고 펼 수가 없어요."
이렇게 증세를 들려주며 변형이 와 있는 좌우 열 손가락을 보여 준다. 손가락마다 가운데 마디가 불룩하게 솟아있고 굳어져 있는 것이 보인다.
"손가락을 구부려 보세요." 이렇게 주문하자.
"이것 보세요, 원장님. 손가락이 이렇게 쥐어지지가 않아요."
손가락을 쥐어 보이기가 힘이 드는지 얼굴을 찡그린다. 다시 물어 보았다.
"언제부터 손가락이 아프셨어요?"

"이 손가락이 아픈 지는 아주 오래되었습니다. 시집와서 꼭두새벽부터 밤늦게 까지 쉴새 없이 일을 했어요. 시어머니가 잠시라도 가만히 있는 걸 못보는 분이라 농사일 집안일로 끊임없이 움직여야만 했지요. 아이를 낳았을 때도 몸조리를 할 겨를도 없이 일을 시켰답니다. 그렇게 고단하게 살다보니 서른살이 좀 넘었을 때부터 손가락이 아프기 시작했습니다.
시어머니 밑에서 살다보니 아프다는 말도 못하고 병원에 가 보지도 못하고 지냈습니다. 낮엔 농삿일, 집안일로 바쁘게 지내다가 밤이 되면 손가락이 아파 잠을 잘 수 없을 정도였습니다. 그러다가 시어머니께서 돌아가시고 난 후, 병원에 가게 되었습니다. 의사 선생님이 손가락에 관절염이 생겼으니 심하게 일을 하면 안된다는 주의를 주었지만 주사 맞고 약을 먹으면 견딜만 하여 또 일을 했지요. 농삿일과 집안일이 많아 밤늦게 까지 일 하는 것은 다반사였습니다.

처음에는 아프면 병원에 가서 주사맞고 약을 타서 먹으면 손가락이 아프지 않았어요. 그렇게 지내던 어느 날 넘어져서 무릎을 다치게 되었습니다. 그 이후부터 손가락이 더 아프고 손가락 중간 마디 부분이 툭툭 튀어나오기 시작했어요. 다친 무릎을 치료하느라 병원에 다니면서 주사를 맞고 약을 먹었지만 손가락은 자꾸 아프고 잘 낫지 않았어요."
손가락이 아프게 된 이야기를 듣다보니 이 분의 아픈 내력을 들으려면 꽤 시간이 걸릴 것이라는 생각이 들었다.
아프다고 보여주는 양손의 손가락은 모두 퉁퉁 부어 쥐는 것도 어려워 했고, 피가 잘 통하지 않아 피부 색깔도 거무스름했다. 양쪽 무릎이 아파 걸음을 내딛는 것도 불편해 했다.

시간이 걸리더라도 아픈 내력을 잘 들어드려야겠다고 마음을 먹고 물어보았다.

"그러면 손가락과 무릎을 고치기 위해 병원에서 주사맞고 양약을 먹은 것 밖에 없었습니까? 한의원에서 침을 맞거나 한약을 복용하지는 않았습니까?"

내가 건네는 질문을 기다리기라도 한듯 바로 대답이 돌아왔다.

"아이고, 선생님! 말도 마십시오. 주사 맞고 양약을 먹어도 손가락도, 무릎도 낫지 않아서 용하다는 침쟁이들은 다 찾아다녔습니다. 그게 벌써 40년이 넘었는걸요."

다시 물었다.

"그럼. 병원에서 주사 맞고 양약 타서 먹고 침도 맞고 그러셨나요?"

"그럼요, 병원도 좋다는 병원을 옮겨 다니면서 주사도 맞고 양약도 먹고, 잘 본다는 한의원, 한약방, 침쟁이들은 다 찾아다니면서 치료를 했지요."

"그랬으면 좋아지셨을 거 아닙니까?"

"그러게 말입니다. 그런데 시간이 지나면서 양쪽 어깨도 떨어져 나갈 듯이 아프고 팔꿈치와 손목도 아프고 허리는 끊어질 듯 아파서 밤에는 잠을 잘 수가 없고, 소화도 되지 않아서 먹고 나면 끄억 끄억 소리만 나고 머리가 아프고 무거워 눈을 뜰 수 없을 지경이 되었습니다."

"병원에 가서 치료를 받거나 침을 맞으러 다니거나 한약을 먹을 때도 일은 계속했습니까?"

"그럼요. 일을 안 하면 먹고 살 수가 없는데요. 일은 해야지요."

치료하는 동안 쉬어야 하는 줄을 알지만 일을 하지 않을 수 없는 사정이었다. 쉬면서 치료를 해야 더 좋은 줄 모를리가 없겠지만 치료를 받는 동안에도 일을 해야만 한다는 이야기를 들으면서 안타까운 마음이 들었다.

내가 치료를 한다고 해도 지금까지와 마찬가지로 일을 하면서 치료를 받을 수 밖에 없는 입장이란 것을 쉽게 짐작할 수 있었다.

"지금은 무슨 일을 하십니까?"

"오일장을 돌아다니면서 생선 파는 일을 하고 있습니다. 손님이 생선을 고르면 생선을 손질해 드리지요. 어깨와 팔과 손목을 많이 쓰게 됩니다. 그러니 자꾸 아프지요."

"그 일을 하신지가 얼마나 됩니까?"

"돌아보면 어제 같은데 벌써 30년이 넘었습니다"

"무릎이나 허리 수술을 한 적이 있습니까?"

"네, 양쪽 무릎이 낫지 않고 하도 아파서 오른쪽 무릎을 먼저 수술하고 그다음에 왼쪽 무릎도 수술을 했습니다. 수술하면 안 아프다고 해서 수술을 했는데 아프기는 마찬가지입니다. 수술한 뒤로 걸음은 더 걷기 힘들게 되었습니다. 수술한 병원에 가서 왜 더 아프냐고 물으니, 수술하고 일정 기간이 지나야 좋아진다고 해서 그러려니 하고 견뎌 보았는데, 여전히 아파서 여기저기 침을 맞으러 다녔지요. 그런데 잘 낫지 않고 아프기는 여전해요."

"식사는 잘 하십니까?"

"새벽에 시장에 나가야 하니까 아침은 점심 겸 먹는 것이 예사지요. 장사를 끝내고 집에 와서 늦게서야 저녁을 먹게 되지요. 그래서 그런지 소화도 잘 안되고 늘 속이 불편해요. 그리고 늘 기운이 없어서 더 힘이 들어요."

"그러시군요."

이야기를 나누는 중간 중간,

"선생님, 저처럼 이렇게 오래 아픈 사람도 고칠 수 있습니까?"

몇차례나 이렇게 질문을 하셨다. 아마도 그 질문이 자신의 이야기를 정리하는 최종 물음이었으리라 짐작이 되었다.

"네. 치료할 수 있습니다. 그런데 몇 가지 조건이 있습니다."

"선생님, 정말 치료할 수 있습니까? 그 조건이 뭔데요?"

치료를 시작하기 전, 설명이 필요할 것 같아

"아픈지가 오래 되었고 온 몸이 다 아프다고 하니까 치료할 곳도 여러 곳입니다. 그래서 치료 기간이 오래 걸릴 겁니다. 적어도 1주일에 5일은 오셔야 하는데 1주일에 몇 번 오실 수 있습니까?"

"나을 수만 있다면 매일이라도 오지요."

"그러면 매일 오셔서 치료하시면 더 좋습니다. 처음 100일간은 꾸준하게 빠지지 않고 치료하셔야 합니다."

"선생님. 100일만 치료하면 다 낫는 겁니까?"

"아닙니다. 100일 동안 치료해 보면 여러 가지 반응이 나타납니다. 어떤 곳은 치료하기 전보다 더 아플 수도 있습니다. 몸살이 날 수도 있고 온 몸이 두들겨 맞은 듯이 아플수도 있습니다. 그래서 치료 도중에 더 아프거나 몸살이 나서 꼼짝도 할 수 없을 정도로 힘이 들기도 하는데 이것을 이겨내실 수 있는가 하는 것이 또 하나의 조건입니다."

"그렇게 많이 아픈가요?"

"네. 많이 아플 수 있습니다. 아픈지가 오래된 경우는 병도 나이를 먹었기 때문에 잘 낫지도 않을 뿐더러, 낫는 과정에서 여러 가지 반응이 나타나는데 몸살이 나고 더 아프고 더 힘이 들수 있는데 치료 과정에 나타나는 자연스러운 현상이라서 너무 겁낼 건 아닙니다."

"일하러 가야 하는데 그렇게 아프면 어떻게 일을 합니까?"

"지금까지 일 하신 것도 많은데 언제까지 그렇게 일만 하실겁니까?"

이런 질문이 아무 소용이 없는줄 알지만 묻지 않을 수 없었다.
건강보다 더 귀한 것이 없다고들 말은 하지만 어떤 경우에는 건강보다 더 우선하는 것들이 많다는 것을 흔히 보았기 때문이다.
"일을 해야 먹고 살지요."
"그렇긴 합니다만 치료하다보면 일하러 가기 힘들 정도로 아플 수도 있다는 것을 말씀드리는 겁니다."
"100일 동안 매일 그렇게 아픕니까?"
"그렇진 않습니다. 치료 도중에 나타나는 반응도 사람마다 체질이 다르듯이 차이가 있고 또 나이에 따라서도 각기 다릅니다. 체력이 좋고 젊은 사람들은 별다른 반응 없이 치료가 됩니다. 그렇지만 아픈 곳이 많고 또 오래 되었고 나이가 많기 때문에 치료하다 보면 자주 아프다고 하실겁니다. 못견딜 정도로 아프지는 않습니다. 처음 한 동안은 상당히 아플 수 있습니다. 그런데 시간이 지나면서 아픈 것도 점점 줄어드는데 치료 도중에 이렇게 아픈 반응이 나타나더라도 낫는 과정에서 생기는 정상적인 반응이라는 것을 이해하면 참을 수 있습니다. 그래서 말씀드리는 겁니다."
"치료 도중에 나타나는 반응이고, 참을 수 있는 정도로 아프다니 알겠습니다. 또 다른 건 무엇입니까?"
"지금 드시는 진통제는 끊어야 합니다."
"네? 약을 끊어야 된다고요?"
"네. 그렇습니다. 진통제를 먹으면서 치료를 하면 치료가 늦어질 뿐더러 잘 낫지 않습니다. 그리고 계속 진통제를 드시면 치료를 할 수 없습니다."
"아이구! 큰일났네. 약을 안 먹으면 일을 못하는데…."
대개 오랫동안 허리나 어깨 또는 무릎 등이 아파 진통제를 복용하던 분들이 약을 끊고 치료해야 한다고 하면 난감해 한다. 약을 먹어도 아프긴 마찬가지인데도 약을 먹지 않으면 당장 큰일이라도 나는 줄 안다.
약을 먹는 오랜 습관이 만들어내는 공포다. 약을 먹지 않아 몸이 더 아픈 것이 아니라 약을 먹지 않으면 안된다는 그런 생각이 만들어내는 공포가 더 무서운 것이다. 약 먹는 것을 잊어버린 날이라고 약을 먹은 날보다 더 아픈 것도 아니다. 약은 먹어도 안 먹어도 아프긴 마찬가지다.
그런데도 왜 약을 안 먹으면 안된다고 생각할까?
약을 먹어야만 한다는 생각이 만들어낸 결과가 아닐까?
안 먹으면 불안한 마음 때문에 약을 먹는 건 아닐까?
"선생님. 다른 건 몰라도 약을 안 먹으면 어떡합니까? 일을 해야 하는데."
끝내 불안을 이기지 못하고 다시 묻는다.
"약을 먹어가면서 치료를 받으면 안될까요? 통증이 줄어들면 그때 가서 약을 끊어도 되잖아요?"
이번에는 의논도 대화도 아니라 일방적인 요구다. 치료를 받아야 할지 말지를 결정할 정도로 심각한 느낌이다. 의례 그렇듯이 여지껏 먹어오던 진통제를 끊어야 하는 순간이 오면 열이면 열 모두 이런 반응을 보이는 것이다.
이제 진통제는 단순한 약이 아니라고 신앙적인(?) 위치에 까지 오게 된 건 아닐까?
신神을 믿던 사람이 어느 날 신神이 사라지고 없어진 것을 알게 되면 어떻게 될까?
습관적으로 진통제를 먹어오던 사람에게 약을 끊으라고 할 때마다 내게 떠오르는 질문이다.
진통제는 상습 복용자에게는 신神과 같다면 지나친 비약일까?

아마도 상습적으로 진통제를 복용하는 이들에게는 이미 진통제는 단순한 약이 아니라 신神으로 군림하는 것은 아닐까?
없으면 못 사니까!
답 없는 화두같은 질문을 마주할 때마다 내가 내놓을 수 있는 처방은 하나다.
"지금 드시는 진통제를 먹으면서 치료를 받으면 치료효과가 늦습니다. 그리고 치료 반응으로 나타나는 통증도 더 심할 수 있습니다. 그래도 약을 드시겠습니까?"
이 질문에는 대답이 나뉘는 경우가 많다.
"네. 더 아픈 반응이 오더라도 지금 먹고 있는 약을 먹으면서 치료를 받겠습니다."
이 분은 좀더 많은 분들이 선택하는 답을 하셨다.
"일을 해야 하니 약을 먹지 않을 수 없습니다."
"네, 잘 알겠습니다. 진통제를 드시면서 치료를 하시겠다니 그렇게 알겠습니다."

이 대화가 앞으로 얼마나 긴 시간 이 분과 함께 할 시간을 예견한 대화의 시작인지 그 때는 알지 못했다.
40년 넘게 침을 잘 놓는 곳이라면 먼 길을 마다 않고 찾아가 침을 맞으며 살아오신, 침 맞는데는 도가 트인(?) 분과의 멀고도 긴 여행은 그렇게 시작되었다.

이 분은 내게 5년 동안 700회 넘게 치료를 받았다. 어깨와 허리 그리고 무릎 통증은 거의 없어졌다.

붓고 틀어진 손가락의 통증도 사라졌다. 소화도 편해졌고, 대변도 전보다는 잘 본다고 했다. 무좀으로 걷지 못하던 발의 무좀도 없어졌다. 처음 치료받으러 왔을 때보다 얼굴은 더 젊어졌다.
이 분을 소개하신 분은 이 분이 한의원에 치료받으러 갈 때마다 "너는 아직도 그 한의원에 다니느냐?" 고 묻는다고 했다.

어제 5년만에 그간의 근황이 궁금하여 전화를 했더니 반갑게 받았다.
치료한 이 후 지금까지 별달리 아프지 않고 잘 지내고 있다고 했다. 오랜 기간 치료를 했던 분이기도 하고 치료할 곳이 많았던 분이라서 내 기억에 오래 남아 있는 분이다.

이야기.

일곱

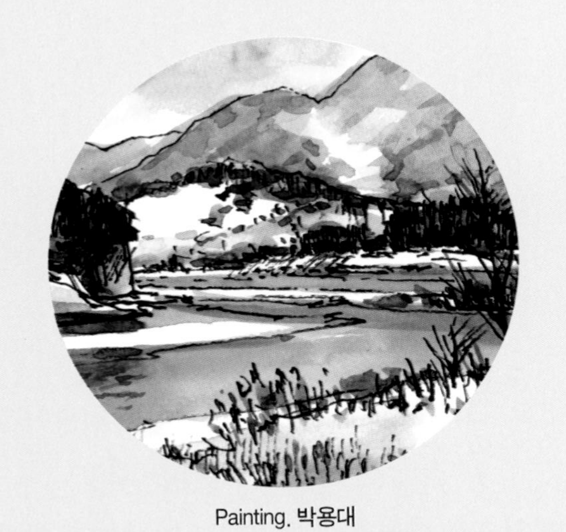

Painting. 박용대

그대 마음길 흐르고 흘러

우주의 이치에 부합케 하리다.

피고름을 흘리던 암종이 낫다

3년 전 지인이 모친을 모시고 내원했다. 무릎이 불편하여 지팡이를 의지해 진료실로 들어오셨다.
연세는 87세이고 유방암으로 서울의 큰 병원에서 여러 차례 진찰을 받았는데 암의 크기가 4.8센티 정도이고, 임파로도 전이되었다고 한다.
고령이기도 하거니와 여러 이유로 수술이 불가하니 의사는 그냥 집에 가서 쉬라는 말만 하고 약도 처방해 주지 않고 주사도 안놓아 주더라면서 서운해 했다.
왼쪽 가슴 부위에는 손으로 만져봐도 알 수 있을 정도로 종양 부위가 뚜렷하게 만져졌다.
겨드랑이 부위에는 큰 수건으로 흘러내리는 피고름을 막고 왔다. 암이 커진 채 피고름이 연신 흘러 내리는데도 무릎이 아프지 않게 치료해 달라고 했다. 피고름이 흘러 내려 받치고 있는 수건과 옷에 묻은 냄새가 나는데도 그건 잘 모르는 듯 했다.
병원에서 의사가 못 고친다고 하니 암은 고칠 생각도 않은 듯 유방암에 대해서는 아무런 얘기가 없었다.
아들이 치료 잘 하는 한의원이라고 해서 찾아 왔으니 아픈 무릎을 고쳐 달라고 하길래,
"어머님. 암이 이렇게 많이 커져서 피고름이 나오는데도 왜 이걸 치료해 달라는 말씀은 안하세요?"
하고 물었더니 별 다른 대답은 하지 않고 그냥 웃었다.
"병원에서 의사가 고칠 수 없으니 약도, 주사도 다 필요 없으니 집에 가서 맛있는 거나 먹으라고 하니 그걸 어떻게 고쳐요?" 라고 했다.
성품이 서글서글하고 목소리가 크신 것으로 보아 젊은 시절에는 일을 많이 했을 것으로 짐작이 되었다.
음식은 그런대로 먹는데 대변을 보기 힘들 때가 있다고 했다. 잠도 비교적 잘 잔다고 했다.
우선 피고름이 흘러 내리는 것부터 치료하기로 하고 가슴과 겨드랑이 부위에 침을 놓아드렸다.
의사인 나는 피고름을 멈추는 것이 우선인데 어머님은 무릎부터 먼저 치료해 달라고 한다.
무릎을 치료한 후 일어나 걸어 보라고 했더니 한결 가볍다고 했다.
"지금은 좀 편하신데 잠 자다가 새벽 2~3시쯤에는 무릎이 몹시 아파 잠을 깰 수도 있습니다. 그건 무릎이 치료될 때 나타나는 반응이니까 그런 줄 아세요. 다시 또 침 치료를 하면 지금처럼 또 좀더 편해지실 겁니다."
침 치료 후 새벽에 무릎이 더 아플 것이라고 미리 말씀을 드렸던 것을 기억하

였던지 다음 날 아침에 다시 와서는 새벽에 무릎이 아파서 잠을 깼는데, 아침 먹고 한의원에 오면서 걸어보니 어제보다는 좀 편하다고 했다.

어제 침 치료를 한 겨드랑이 부위를 보니 피고름이 반쯤 줄어 들었다.

보통 때 같으면 겨드랑이에 오전에 한장, 그리고 오후에 한 장씩 수건을 대어 주어야 했단다.

두번째 침을 놓을 때는 딱딱하던 가슴과 겨드랑이 부위가 조금 부드러워 침이 잘 들어갔다.

세시간 운전을 하고 오는 먼 길이라 치료받으러 오는 날은 치료를 받은 뒤 이곳에서 하루 묵고 다음 날 치료를 받고 집으로 돌아가는데, 두번 침을 맞고 돌아가서 다음 날부터 피고름이 멎었다고 했다.

치료를 할 때마다 왼쪽 가슴 유방암이 있던 부위는 점점 작아져 갔다. 겨드랑이에 자리잡고 있던 단단한 덩어리도 사라졌다. 그러나 한의원에 올 때 마다 무릎이 빨리 낫지 않는다고 성화였다.

5주 동안 10회 치료를 하고 나서 격주에 한 번 치료하기로 했다. 16회로 치료를 종료했다.

그 후, 서울 병원에서 검사를 했는데 암이 0.5센티로 크기가 줄었다고 전해왔다.

의사가 이 정도는 수술을 해도 된다며 수술을 하자고 하는데 그냥 지내기로 했다며 아드님이 소식을 전해 주었다.

아픈 무릎보다 암 덩어리가 더 빨리 사라졌다.

무릎은 아픈지 15년이 넘었고 암은 생긴지 1년 밖에 되지 않은 것이라서 그랬나?

지금도 그건 의문이다.

암이 차지했던 자리에서 피고름이 흘러 내리던 것이 몇 차례의 침 치료로 멎었다. 암의 크기도 줄었다. 그렇다고 암이 모두 치료된 것은 아니었다.
침술 치료만으로도 암 조직에서 흘러내리던 피고름이 멎고 종양의 크기가 줄었다는 것은 상당한 의미가 있는 것이다.

암이 생기게 된 원인에 대해서는 여러가지 학설이 있지만, 나는 암은 염증이 원인이라는 학설에 더 비중을 둔다. 염증이 계속되는 것이 암이라고 본다. 암은 정상적으로 분열해야 할 세포가 비정상적으로 분열하는 것인데 암이 되면 염증으로 그 모양을 드러내는 것이다.
이 분을 치료하는 과정에서 암이 염증이라는 것을 더 구체적으로 인식하게 되었다. 유방암이 겨드랑이에 있는 임파로 전이되었고 유방에 단단한 혹으로 자리잡은 부위에서 피고름이 흘러 나왔다.
유방에 자리한 암이 수술을 할 수 없을 정도로 커졌다며 집으로 돌려 보냈다고 했는데, 병원에서는 왜 피고름을 멈추게 할 수는 없었을까?

수술로 암종을 드러내는 것이 피고름이 흘러 내리는 것을 멈출 수 있는 방법이었을까? 아니면 소염제를 써서라도 피고름이 흘러 내리지 못하게 했을텐데 약도 처방하지 않았던 이유는 무엇이었을까?
최첨단 장비를 갖춘 대형병원에서 왜 피고름을 멈추게 하지 않았을까 하는 생각에서 부터 여러가지 의문이 떠올랐다. 한의원에는 첨단 의료 장비가 없다. 내가 할 수 있었던 것은 피고름이 흘러 내리는 자리에 침을 놓았던 것이 치료의 전부였다.
암을 치료한다기 보다는 피고름이 흘러 내리고 있는 것을 멈추게 할 수 있다고 판단하고 침을 놓았던 것이다.
암으로 피고름이 흘러내리는 것을 침으로 치료하는 것과 화상으로 인해 생긴 염증을 침으로 치료하는 것이 별로 다를게 없다는 생각이 들어서였다.
화상 때문에 생긴 염증에 침을 놓아 빠르게 치료되는 경험을 했기에 암 덩어리에서 흘러 내리는 피고름도 침을 놓게되면 멈출 수 있을 것이라 생각했는데, 두 세번의 침술로 피고름을 멎게 했던 것이다.
이번의 치료 경험을 통해 염증의 형태를 띄고 있는 암은 침술로 치료할 수 있을 것이라 생각했다.

유방이든 어떤 부위든 암이 있다고 진단이 내려지면 외과적인 수술을 하는 것은 복잡하고 어려운 의료적 처치에 많은 인력과 노력이 필요하지만, 암이 있는 부위와 인체의 기능을 높여주는 곳에 침을 놓는 것은 어렵거나 긴 시간이 소요되지 않는다.
몇번의 침 치료만으로도 효과에 대해 확인하는 것 또한 어렵지 않다. 침 치료의 결과는 복잡한 검사를 하지 않더라도 치료를 확인할 수 있다.
환자가 가장 먼저 알게 된다. 치료 전, 후의 몸 상태를 환자는 쉽게 알게 된다.
값비싼 첨단 기계로 진단하지 않더라도 침을 맞은 환자는 자신의 몸에서 일어나는 변화를 쉽게 알 수 있다.

이분처럼 몇 차례 침을 놓고 나서 피고름이 멎는 것을 알 수 있듯이, 인체 내부에 자리한 암이라 해도 그것이 염증의 형태를 띄고 있다면 침 치료의 효과는 똑같을 것이다.
침으로 피부에 분포한 경혈들을 자극하여 내장의 질병을 치료하는 것이 침술 치료의 핵심이다.
그런 점에서 피부에 나타난 암종을 침으로 자극하여 암으로 인해 흘러내리던 피고름을 멎게 했다는 것은, 인체 내부에 있는 암이라 하더라도 침 자극으로 그와 동일한 효과를 볼 수 있다고 본다.

의학관련 통계는 머지않은 장래에 세 사람 중 한 사람이 각종 암에 노출된다고 알려준다.
침술 치료가 신체 내, 외부의 질환에 유익하다면 수시로 침술로 자신을 치료하는 것은 암을 예방하는 유용한 수단이 될 것이다.

이야기.

여덟

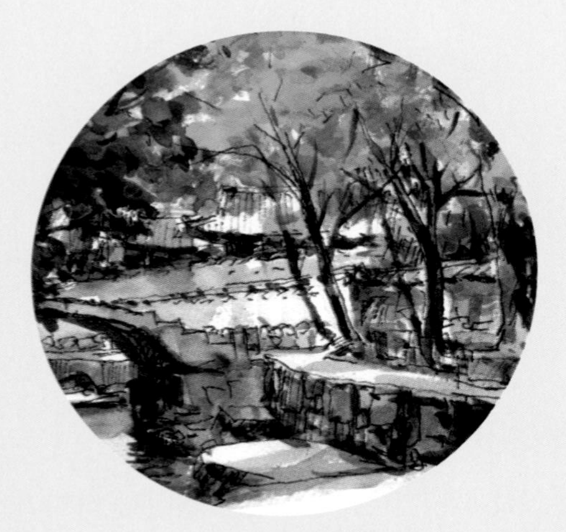

Painting. 박용대

햇살 가득한 계곡에 유유한 물길 있어

만유의 이치 그대로 품고 있다.

날마다 꽃 향기를 전해주는 사람

스님은 지난 수요일에도 다녀 가셨다.

꽃향기처럼 아름다운 시를 보내 주는 스님이다. 등산을 하다가 아름다운 자연을 마주할 때면 음악의 선율같은 글로 시를 적어 보내주신다. 지금은 하루 온 종일 산행을 해도 괜찮을 정도로 몸이 좋아지셨다.

산천이 꽃으로 아름답던 3년 전 오월 어느 날이었다.

도반 스님의 소개로 처음 진료실을 찾아 오셨을 때 스님의 모습이 지금도 눈에 선하다. 스님은 쇠잔해진 기력으로 얼굴에 피로한 기색이 역력했다. 안색도 창백할 정도로 영양이 부족한 것이 나타나 보였고 양 어깨는 쳐지고 허리도 앞으로 숙여진 듯 기운이 없어보였다.

약간 더듬듯 빠른 템포로 자신의 병력을 이야기하는 것으로, 지난 세월동안 가식없이 살아온 삶의 흔적을 짐작할 수 있었다. 신체적 형색을 보면 병색이 짙었다. 몸과는 달리 눈빛은 푸른 빛이 형형하고 차가운 기운이 느껴질 정도로 서늘해서 수행자의 전형을 보는 듯했다.
만성 폐쇄성 폐질환과 폐섬유증이라는 진단을 받았단다. 마땅한 치료약이 없는 병이라고 했다.
그냥 더 이상 증상이 나빠지지 않는 정도의 약이라는 것을 한 동안 드시다가 지금은 그마저도 중단했단다.
스님에게 이런 병이 오게된 것은 오랜 수행 생활 동안 몸을 돌보지 않고 수행 진력하신 터라 몸이 상하는 줄도 몰랐단다.
몇 년씩 묵언 수행을 하기도 하고, 오지의 사막에서 목숨을 걸고 수행을 한 것이 폐를 상하게 한 결정적 원인이라고 했다.
목과 가슴이 조여오면 숨을 쉬기도 힘이 든다고 했다. 잠에서 깰 때가 가장 심하다고 했다. 그런 증상이 심해지면 숨을 쉴 수 없어 죽게 되는 질환이라는 설명을 병원에서 들었다고 했다.
스님은 그런 증상이 전신을 엄습하면 '곧 죽을 것 같다' 고 호소를 했다. 하루에도 몇 번씩 그런 상태가 되는데, 그럴 때마다 화두에 몰두하여 정진하면서, 마음의 힘으로 조금씩 조금씩 풀어내면서 위기를 넘긴다고도 했다.
몇 년째 그렇게 힘들게 지내오는 중이라며 증세가 점점 심해져 한의원을 찾아 왔다고 했다.
스님은 차고 냉한 체질이었다. 기력이 떨어진 채 오랜 시간이 흐르다 보니 통증도 전신적인 반응으로 나타난다. 음식을 먹어도 흡수가 잘 되지 않아 기력이 회복되지 않았던 것이다.
목과 가슴이 마비되는 증상이 자주 반복되다 보니 편하게 숙면을 취하지도 못하는 것이었다.
스님께 물었다.

치료가 되면 뭘 하고 싶으신지를.

그랬더니, "산을 타고 싶다"고 했다.

지리산은 특별한 기운이 있으므로 지리산에 오를 수 있다면 좋겠다고 했다.

그런데 목과 가슴이 조여오는 증상 때문에 일상 생활도 불편한데 산행을 한다는 것은 꿈도 꿀 수 없는 형편이라고 했다.

언제 숨이 막혀 버릴지 모르는 하루 하루를 살아가고 있으니 산을 오른다는 것은 그냥 매일의 바람일 뿐이었단다.

보통의 경우라면 죽을 것 같다는 표현을 여러 번 써야 할 정도의 증상을 담담하게 이야기하는 것으로 봐서, 오랜 수행을 통해 삶에 대한 집착을 내려 놓은 분이라는 걸 짐작할 수 있었다.

삶에 대한 애착이 사람을 고통스럽게 하는 경우를 얼마나 많이 보게 되는가!

스님이 겪고 있는 증상은 말로만 들어도 그 고통이 상당하다는 것을 알 수 있었다.

목과 가슴이 조여드는 것부터 우선 치료하기로 했다.

스님과 대화를 나누면서 일반인을 치료할 때와는 달리 스님을 치료하는데 있어 몇 가지 유리한 점이 있다는 것을 발견했다.

첫째, 생활이 규칙적이라는 점이다.

일어나고 먹고 자는 일상이 규칙적이라는 것은 치료에 있어서나 건강한 생활을 하는데 있어 중요하다. 몸과 마음이 일정한 시간에 맞춰 움직이면 스트레스를 받지 않기 때문이다.

둘째, 스님은 생활이 검박하여 욕심을 내지 않으므로 마음이 여유롭다는 것이다. 통증으로 비록 육신은 힘든 시간을 지내면서도 내면의 평화를 유지하고 있는 것을 읽을 수 있었다.

이 점은 치료에 아주 큰 도움이 되는 것이다. 마음을 비우고 욕망에 이끌리지 않을 수 있다는 것은 기혈을 조절하는 것을 목표로 하는 한의 치료에 있어 대단히 유리하다.
셋째, 치료하는 사람을 믿는다는 것을 대화 도중에 느낄 수 있었다. 치료에 있어서 이보다 더 중요한 요소가 또 있을 수 있을까?
의사를 믿고 맡기면 자신의 병을 더 잘 고칠 수 있다는 이치를 알고 있는 듯했다. 의사라면 누구나 자신을 믿는 환자를 위해 최선을 다한다.
나를 믿고 맡기는 스님을 대하면서 '이 분을 위해서 최선을 다해 좋은 결과를 만들어야겠다' 고 다짐했다.
치료하는 사람으로 하여금 이렇게 최선을 다하겠다는 마음을 내게 하기 위해 스님 스스로 먼저 의사를 믿는 태도를 보이신 것이다. 마음을 낸다는 것은 곧 결과를 만드는 것이다. 우리가 하는 모든 것은 마음이 만들어내는 것이기 때문이다.
환자에게 신뢰를 받을 때 의사는 자신이 하고 있는 일에서 행복을 발견한다. 인간은 영적인 존재다. 상대의 생각과 느낌을 말없이 느낄 수 있고 알 수 있는 존재다.
스님을 치료하기에 앞서 몇 가지 치료 목표를 세웠다.
목과 가슴이 조이고 마비가 되는 것을 완화해 일상생활을 편하게 지낼수 있게 하는 것과, 산행이라도 할 수 있을 정도가 되게 치료하는 것을 1차 목표로 정했다.
이것이 가능해지면 스님께서 더 적극적으로 치료에 임할 수 있을 것이라 생각했다.
두번 째, 목부터 허리까지 틀어진 척추를 바르게 하여 전신의 기혈 순환을 원활하게 하는 것이다.
스님은 목뼈와 등뼈 그리고 허리뼈가 조금씩 틀어져 있었다. 이를 바로 잡는 치료를 해야 체력을 끌어올릴 수 있고 치료 기간을 앞당길 수 있기 때문이다.
세번 째, 지금 겪고 있는 증상을 고치는 것 뿐 아니라 이후 건강한 상태를 유지하기 위해 오장 육부의 기운을 북돋아 주기로 했다.
자주 마비되고 굳어지는 목 부위를 푸는 것으로 치료를 시작했다. 중풍 치료하는 자리인 풍지와 풍문 부위와 그 주변의 근육과, 목의 앞과 뒤 그리고 목의 옆 근육 부위에 차례로 침을 놓았다. 그리고 백회 부위의 사방에 침을 놓은 후, 스님께 물어 보았다.
"스님! 침 맞기 전과 지금 침을 맞고 난 후의 시야를 비교해 보면 어떠세요?" 라고 했더니,
스님께서는 "눈앞이 시원해지고 머리가 맑아졌어요. 그 참 신기하네요." 라고 하셨다.
그리고 "조금 전까지 목을 조여오던 것이 가벼워진 것 같아요."라며 신기한 듯 목을 이리 저리 움직여 본다.
"스님! 침 치료를 받고 나면 자다가 더 아플 수 있습니다. 또 치료 반응으로 몸살이 날 수도 있습니다. 그런데 밤에 몹시 아프더라도 날이 밝으면 언제 그랬냐는 듯 괜찮아집니다. 대개 새벽 2~3시 사이에 그런 반응이 잘 나타납니다."하고 설명해드렸다.
"아, 그렇습니까? 치료하는 중에 그런 반응이 온다면 그냥 받아들이면 되지요."라며 웃는다.
이어서,
"목이 조여오는 그런 순간이면 '이게 죽는가 보다' 하며 지내온 시간이 하도

많아서 그런 반응은 얼마든지 견딜 수 있어요."라고 하셨다.
다음 날 진료실로 들어서는 스님을 보니 간밤에 홍역을 치른 흔적이 보였다.
"스님, 오늘 새벽에 좀 어떠셨어요? 몸살이 심하지 않으셨어요?"하고 물었더니, 밝게 웃으면서 "오랜만에 아주 푹 잤는데 새벽에 잠이 깨면서 목이 조이는 반응은 있었어도 그리 심하지는 않았어요."
"스님, 침을 맞는 동안 아프실텐데 왜 아프다고 하지 않고 그냥 참고 계세요?"
침을 놓는 내 손이 빨라서 여러 곳을 치료하더라도 순식간에 지나가지만 자극이 강한 부위에 이르면 대개는 아프다고 소리를 내는데, 스님은 그저 몸을 맡기고 아프다는 말 한 마디 없이 침을 맞으시길래 물었던 것이다.
"공부한다고 생각하고 그저 참는 거지요. 자꾸 아프다고 하면 침 놓는 선생님이 불편하시잖아요" 라고 하셨다.
침을 놓으면 어떤 부위는 아주 아프다. 그럴 때 대개 아프다고 소리를 지른다. 어떤 이는 비명을 지르기도 한다. 그런데 스님은 아프다는 말은 않고 침을 맞았다.
스님은 체질적으로 폐와 대장의 기운이 약한 분이다. 타고난 약한 장기가 손상되면 잘 낫지 않고 병이 오래 가는데 스님의 경우가 그랬다.
스님은 두번의 침 치료를 하고 나서 세번 째 오셨다. 자리에 앉아 차를 마시면서,
"어제는 산을 두시간 넘게 탔어요. 원장님이 산을 타도 괜찮을거라고 해서 산행을 했는데 괜찮았어요. 그전 같으면 숨이 차서 산을 오르지 못했을텐데 그냥 올라갈 만 했어요. 목과 가슴이 조이는 것도 좀 덜한 것 같아요."
담담하게 말씀하셨지만 치료하면 나아질 것이라는 기대가 묻어 있었다.
오랜 시간 진행된 증상이 단 두번의 침 치료로 다 나을 수는 없지만 산을 오

를수 있을 정도로 좋아지는 것으로 보아 치료는 잘 되리라 예상되었다.

전신 경락을 치료할수록 점점 더 좋아지는 것이 눈에 보였다.

그렇게 일곱 번 치료한 후에는 10시간 넘도록 지리산을 등산했다고 한다. 보통 등산을 할 때처럼 숨이 차는 정도라서 산행을 할 수 있었다고 했다. 예전에는 상상할 수도 없는 변화라며 좋아하셨다.

목뼈를 감싸고 있는 인대와 근육이 굳어진 것이 목을 조이는 통증이 나타나게 된 원인이었다.

가슴이 조여오는 것도 가슴을 싸고 있는 가슴 근육 덩어리가 단단하게 경결되고 굳어져서 생기는 것이다.

병원에서 뭐라고 이름을 어떻게 붙였든지 그렇게 굳고 단단해진 근육덩어리를 풀어주면 기운과 피가 잘 돌아가게 되고 그렇게 되면, 답답하고 불편하고 아프던 증상은 사라지거나 감소된다. 근육이 이완되면 편해지는 이치이다.

그렇듯 어렵지 않게 나을 수 있는 증상임에도 병명을 붙인 후에 다시 '불치다, 난치다' 하고 확정해서 환자로 하여금 아무것도 하지 못하게 하는 건 사람을 살리는 의술이 아니다.

치료를 할 때마다 점점 더 원기도 돌아오고 얼굴에도 병색이 옅어지고 맑은 기운이 돌아오는 것이었다. 참선을 해보면 기운이 순행하는 것을 예민하게 느낀다고 했다.

침은 인체의 가장 중요한 경맥인 임맥과 독맥을 타통시키는데 아주 뛰어난 도구다.

일정 기간 이상 수행하신 분들은 정신을 집중하면 온 몸에 기운이 돌아가는 것을 분명하게 느낄 수 있다.

스님은 목과 가슴이 조이는 증상은 당분간 지속될 것이지만 일상 생활을 영

위하는데는 그리 지장이 없을 것이라 여겨졌다. 그러나 30대부터 거의 30년 가까이 진행된 증상이라서 적어도 1년은 지속적으로 치료를 해야 한다고 말씀드렸다.
스님께서는 거의 매일 오셨다. 석 달 동안 치료를 받은 후에 스님께 물었다. 처음 치료를 시작할 때 목이 조이고 답답하던 증상이 숫자로 가정하여 '열'이라고 할 때 지금 남아 있는 것이 몇 개인지 여쭈니, 스님께서 반 정도는 없어졌다고 했다.

스님께서는 다른 곳으로 공부하러 가야 할 때가 되었다. 자주 치료할 형편은 아니지만 한 달에 한 두 번이라도 치료를 해 나가기로 했다.
스님과는 되도록이면 자주 치료하고자 했으나 때론 서로 사정이 맞지 않아 두 세달 만에 한번 치료하기도 했다.
치료 전에는 목과 가슴이 조이면 숨이 막히고 답답했는데, 지금도 그 증상이 완전하게 사라지지는 않았지만 증상이 시작되면 가부좌를 하고 기운을 조절하면 쉽게 안정이 되고 통증도 덜해지셨다고 한다.
지금도 스님과는 서로 시간을 맞춰서 만나 치료를 하는데 치료를 해 나갈 때마다 점점 더 좋아진다고 하신다.

이야기.
아홉

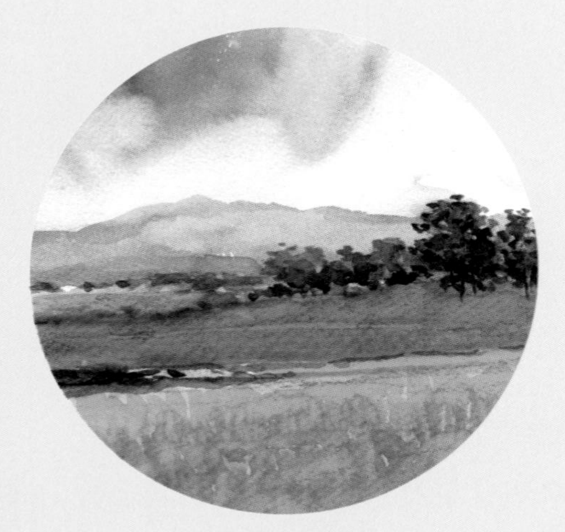

Painting. 박용대

꽃처럼 오는 이가 있고,

손님처럼 오는 이가 있다. 가슴으로 오는 이들이다.

공황장애 라구요?

2016년 6월 어느날이었다.

점심 시간을 지나 오후 진료가 시작되자 진료실이 바쁘기 시작했다. 진료를 하고 있는데 간호사가 달려와 숨이 가쁜 목소리로 소리를 지르듯이 말했다.

"원장님, 큰일 났어요."

"무슨 일이기에 이렇게 소리를 질러요?"

"빨리 대기실로 가보세요. 사람이 쓰러졌어요."

사람이 쓰러졌다는 말에 뛰듯이 대기실로 갔다.

젊은 여성이 대기실 의자에 옆으로 누워서 다리를 가슴을 향해 모은 채 두 손으로 가슴을 부여잡고 고통스럽게 끙끙거리고 있었다.

숨이 막힌 듯 연신 숨을 몰아쉬며 가슴이 조여드는 통증을 호소하며 얼굴을 찡그린채 고통스럽게 누워 있었다. 눈을 감고 있길 래 눈꺼풀을 위로 밀어 올리며 물었다.

"어디가 아파요?"

"가슴이요."

말도 제대로 못했다. 이런 때는 긴 말을 할 수도 없다. 먼저 위급한 상황을 넘기기 위해 침으로 구급혈을 다스렸다.

침을 떼자마자 '휴~' 하고 한숨을 내쉰다. 백회 주위에 다시 침을 놓고 정신이 돌아오기를 기다렸다.

얼마간 시간이 지나자 눈을 뜨고 바로 일어나 앉았다.

환자 옆에 앉아 있던 사람이 일어나 내게로 다가오더니 딸을 데리고 온 어머니라며,

"이렇게 갑자기 정신을 잃어버려요. 선생님, 어떻게 하면 나을 수 있어요?"

수심이 가득한 얼굴로 물었다. 앉아 있는 딸을 보니 아까보다는 안정이 되어 보였다.

간단한 접수 절차를 끝내고 진료실로 들어가서 환자와 마주 앉았다. 진료 챠트를 보니 서른 중반의 나이다.

"언제부터 이런 증상이 있었나요?"

"몇 년 전부터 속이 메슥거리고 가슴이 조여들고, 정신이 없고 팔다리에 힘이 풀리는데 요즘에는 자주 이런 증상이 찾아와 신경과에서 처방을 받아 약을 먹고 있어요."라고 한다.

"무슨 병이라고 하던가요?"

"공황장애라고 해요. 약을 꾸준히 잘 먹어야 한다고 해서 약을 잘 챙겨 먹는데도 이렇게 정신이 없고 쓰러지기도 해요."

"무슨 일을 하시지요?"

"패스트푸드 가게에서 점장을 맡아서 일을 하고 있어요?"

"하루 몇 시간 일을 하시나요?"
"아침 9시에 나가 밤 11시까지 일해요."
"그렇게 일을 하면 힘들지 않나요?"
"네. 많이 힘듭니다. 하지만 맡은 일이라서 그렇게 해야만 해요."
"언제부터 그렇게 일을 했나요?"
"몇 년 되었어요."
"그럼 그 일을 하게 되면서 공황장애가 생겼나요?"
"네. 그런 것 같아요."
"지금 하고 있는 일이 힘들어요?"
"네. 몸도 힘들고. 정신적으로 스트레스를 너무 많이 받아 더 힘들어요."
"잠은 잘 자나요?"
"어떤 때는 잘 자는데 스트레스를 많이 받은 날은 피로가 더 심해서 그런지 그럴 때는 못자요."
"하루 중에 잠깐이라도 운동을 하나요?"
"운동은 거의 못하죠."
"쉬는 날이 있을 텐데 그 때는 뭘 하나요?
"쉬는 날은 모든 게 귀찮아 그냥 집에서 뒹굴지요."
"밖에 나가서 바람도 쏘이고 머리도 식히면 좋을텐데 왜 집에만 있어요?"
"객지라 아는 사람도 없고 피곤하니 돌아다니는 게 귀찮아서요."
"양쪽 어깨가 무겁고 아픈지 오래 되었나요?"
"네. 그건 오래되었어요."
"허리는 아프지 않나요?"
"허리도 많이 아파요. 특히 생리하기 전에는 아주 아파요."

"지금 보니 자고나서 얼굴이 푸석한 것이 아직도 가라 앉지 않았는데 자주 그런가요?"
"네. 자고나면 얼굴도 붓고 손발도 부어요. 체중도 많이 늘었어요."
"꿈을 자주 꾸나요?"
"네, 무슨 꿈인가 기억이 나지는 않아도 자주 꿈을 꾸는 것 같아요."
"자주 놀랍니까? 예를 들어 작은 소리를 듣거나 할 때도 놀라거나 합니까?"
"네, 자주 놀라는데 어떤 때는 이유도 없이 깜짝깜짝 놀라곤 해요. 왜 그런가요?"
"손발이 저리지는 않나요?"
"네. 손은 쥐가 내리는 듯 저릴 때가 많아요. 자다가 자주 쥐가 나서 힘들어요."
"가슴 중앙부위 이 곳이 아프지요?"
전중 부위를 누르니 얼굴을 찡그리며
"아! 거기가 많이 아파요. 어떨 때는 칼로 찌르듯 찌릿하게 아플 때도 있어요."
"지금까지 신경과에서 공황장애라고 처방해 준 약을 먹었는데 아까처럼 발작이 일어나고 정신이 혼미해지고 가슴이 터질 듯한 증상은 정신적인 면도 관련이 있지만, 심장 기능이 떨어져서 그런 증상이 나타나는 겁니다.
또한 신장도 덩달아 기능이 저하되어 얼굴이 붓고 허리가 아프고 생리가 일정하지 않고 생리통이 생기는 겁니다."
"선생님. 어떻게 치료하면 되나요?"
"우선 몸이 피로하여 가슴이 터져나갈 듯하고 정신이 없어지면서 발작이 일어나는 증상부터 진정시키는 치료를 해야지요."

"사실 아까 여기 치료 받으러 오다가 갑자기 발작이 시작되어 가슴이 너무 답답하고 아파서 달려오는 차에 뛰어들고 싶었어요. 이렇게 사는 것도 사는 건가 싶기도 하고, 순간 온갖 생각이 다 들었어요."
이야기를 하다가 자신의 처지가 처량한 듯 갑자기 울먹거렸다.
"발작이 가라앉으면 온몸의 기운이 다 빠져 나가고 꼼짝 할 수가 없게 됩니다. 그럴 때면 죽고 싶은 생각 밖에 안 들어요."
공황장애라고 진단을 받은 후 신경과에서 처방 받은 약을 먹고 있는 사람들 가운데는 이처럼 극단적인 선택을 하고 싶었다는 사람들이 더러 있다. 얼마나 힘들었으면 그런 생각을 했을까?
"그래요. 그런 생각이 들 수도 있을 겁니다. 순간순간 죽을 것 같은 공포가 엄습하는데 누군들 그런 생각을 하지 않겠어요. 아까 발작으로 쓰러졌을 때 침을 맞으니까 어땠어요?"
"처음엔 침을 놓는지 몰랐어요. 정신이 좀 들고 나서 선생님이 목뒤와 어깨 부위를 치료 할 때는 머리가 시원하고 눈이 맑아지면서 가슴이 시원해지는 느낌이 들었어요. 아까 보다 지금 몸이 더 개운해요."
"'치료 받을 때 나는 공황장애 환자다. 이 약은 꼭 먹어야 해.' 이런 생각부터 먼저 마음에서 지워야 해요. 오늘 치료를 했으니까 밤에 잠을 잘 자게 될 겁니다. 침을 맞으면 머리에 피가 잘 공급되고 전신에 혈액 순환이 잘 되기 때문에 피로감이 없어지고 기운이 생기는 것을 느낄 수 있어요. 신경과 약을 먹지 않아야 빨리 치료가 돼요. 약을 안 먹어도 발작이 일어나지 않으니까 걱정하지 말아요."
"지금까지 하루도 약을 안 먹은 적이 없었어요. 정말 괜찮을까요? 선생님."
"네. 괜찮습니다. 집에서 쉬면서 치료 받으면 발작이 일어나더라도 이전처럼 그렇게 심하진 않을 겁니다. 가볍게 머리가 아픈 듯, 약간 어지러운 듯하고 가슴도 조금 답답한 정도입니다 그리 걱정하지 않아도 됩니다."

"선생님만 믿고 시키는 대로 한번 해 보겠습니다."

이 환자는 목뼈를 감싸고 있는 근육과 목의 앞뒤 근육이 굳어 있었다.

앞가슴 좌우의 유두점을 잇는 선의 가운데 부분(이 자리를 침구학에서는 단중혈또는 전중혈이라고한다.)과 그 주위를 누르면 놀란 듯이 아프다고 소리를 질렀다.

가슴 주위도 여러 곳이 단단하게 굳어 있었다.

이런 곳을 누를 때마다 몹시 아프다고 했다.

어떤 자리는 누르거나 만지면 숨을 쉬지 못할 정도로 아프다고 했다.

마치 공황장애로 발작이 일어나 숨을 쉬지 못하고 금방이라도 죽을 듯 고통스럽고 아프다고 했다.

그 동안 심근경색이나 협심증 그리고 공황장애로 고통을 받는 이들을 치료한 경험에 비춰보면 심한 통증이 나타나는 이런 곳이 바로 침을 놓아야 할 치료점이다. 이런 곳에 침을 놓게 되면 대부분 얼마 지나지 않아 가슴이 시원해진다고 하는데, 이 환자도 침을 놓은 뒤 통증부위가 편해졌다고 했다.

기분이 어떤가 물었더니 마음이 편해지고 가슴에 매달려 있던 무엇인가가 떨어져 나간 듯 가볍다고 했다.

오랜만에 가슴이 시원해졌다며 얼굴이 밝아졌다.

통증이 사라지자 고통으로 힘들어 했을 때는 볼수 없었던 38세의 젊은 여성의 얼굴이 나타났다.

앞가슴에 통증이 나타나면 등 뒤에 있는 흉추 3번부터 7번 까지 부위에도 근육이 뭉치거나, 굳은 곳이 있는데 이런 곳을 눌러보면 아프다는 반응을 나타낸다.
이 환자도 등뒤 브레지어 끈이 지나가는 가운데와 그 위, 아래 부위에서 심한 통증을 호소했다. 목과 어깨와 등을 골고루 풀어주기 위해 통증을 호소하는 압통점과 독맥과 방광경락의 여러 경혈과 그 주위의 근육이 뭉쳐있는 곳에 침을 놓았다. 목과 어깨와 등을 골고루 풀어주는 치료를 했다.
하루하루 안색이 달라지고 점점 더 명랑해졌다. 푸석하던 얼굴도 사라지고 아픈 허리는 더 이상 통증이 없어졌다고 했다.
밤에는 베게에 머리만 대면 아침까지 단잠을 잔다고 했다. 이전 같으면 문을 여닫는 소리에도 놀랐는데 지금은 어지간한 소리에도 아무렇지도 않다고 했다.
다시 직장에 돌아가 일을 하다가 과로하거나 스트레스를 받으면 전처럼 다시 발작이 일어날 것을 걱정하면서도 10여 차례의 치료를 받고 직장에 복귀했다.
그리고 한 달에 한 번 또는 두 달에 한 번 심하게 스트레스를 받거나 과로를 한 후 가슴이 약간 조여오는 증상이 나올 것 같은 징조가 보이면 한의원에 와서 치료를 받았다.
그 이후, 그녀의 어머니로부터 별 지장 없이 직장생활을 한다는 이야기를 들었다.

마음이 불안하고 답답하고 잠이 오지 않으면 대개 정신과를 찾게 마련이다. 정신적으로 뭔가 잘못되어 있다고 여기기 때문이다.
공황장애라는 병명이 알려지다보니 조금만 가슴이 답답하고 불안해도 공황장애가 아닌가 하는 걱정을 하게 된다. 정보가 너무 많아도 탈이 날 수 있다. 넘쳐나는 정보로 인해 웬만한 병은 스스로 진단하는 사람들도 있다.

과로하거나 스트레스를 받으면 가슴이 답답하고 속이 울렁거리고 어지러운 증상이 나타날 때가 있는데 자신이 공황장애라는 질병에 걸린 것이 아니냐고 묻는 이들을 만날 때가 있다.
앞가슴이 뭉치고 단단한 것이 공황장애를 유발하는 중요한 원인이라고 하면 누구나 쉽게 받아들이지 않을 것이다.
심한 스트레스가 공황장애의 원인이라고 한다.
그리고 대부분 스트레스는 정신적인 문제라고 여긴다. 그래서 공황장애를 정신적인 문제로 인식하게 된다. 이런 견해와 주장이 틀리다는 것은 아니다. 다만 공황장애로 일어나는 여러 증상을 정신적인 문제로만 인식한다는 것에 문제가 있다.
공황장애든 심근경색이든 협심증이든 증상이 나타날 때 앞가슴 가운데의 근육에 침을 놓게되면 신기하게도 증상이 가라앉게 된다.

최근 공황장애를 진단받게 되는 사람이 부쩍 늘어나고 있다. 복잡해진 생활과 여러가지 스트레스로 인해 공황장애에 이르게 된다. 이를 치료하기 위해 신경안정제와 수면제를 처방하는 것은 근본적인 치료가 되지 못한다.
내가 진료실에서 만난 공황장애로 진단 받은 이들은 공통적으로 앞가슴에 심한 압박을 받고 있는 것을 보게 되었다.
앞가슴에 있는 근육의 여러 곳에서 통증이 나타나는데 이런 곳에 침을 놓으면 놀랄 정도로 빠르게 통증이 가라앉는 것을 확인할 수 있었다.

공황장애를 치료하기 위해 흉추 1번부터 7번까지 부위에 있는 경혈들을 치료하면 더 뚜렷한 효과가 있다.

양약만이 공황 장애를 치료하는 것은 아니다.
놀랍게도 인체는 스스로 자신을 바로잡을 수 있는 시스템을 갖추고 있다.
한방 의학은 오랜 세월 경험을 통해 이런 자기조절 시스템을 어떻게 활용하는지에 대한 풍부한 치료기술을 축적하고 있다.
인체에 분포하고 있는 경락과 경혈을 조절하는 것이 바로 그것이다.
인체는 통증의 형태로 자기 조절을 요구한다.
통증이 나타나는 곳을 아시혈阿是穴 또는 천응혈天應穴이라고 하는데 이곳을 침으로 자극하면 통증이 사라지게 되고 통증을 유발하는 원인도 함께 사라진다.

약물요법이나 정신요법에 비해 침술이 공황장애를 치료하는데 있어서 효과가 뛰어날 뿐더러 보다 더 근원적인 치료를 가능하게 할 수 있다.
스트레스를 받게 되어 생기는 압박감 또는 화병으로 가슴 근육이 뭉치고 굳어지면 공황장애가 나타나게 되는데 이런 곳을 침으로 풀어주면 공황장애의 여러 가지 증상이 사라지게 된다.

이야기.

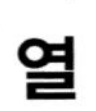

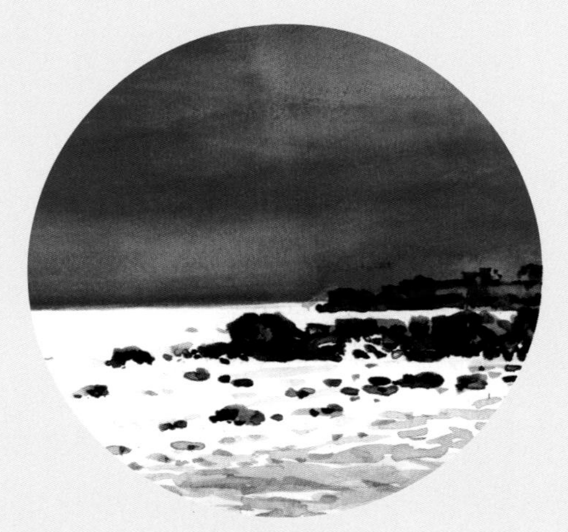

Painting. 박용대

혹독한 여정 끝에 만난

서늘한 바람은 달콤하기까지 합니다.

"이제 마주 볼 수 있습니다."

작은 키의 일흔 살 여성인데 얼굴이 거무스레하여 병치레로 고생한 흔적이 역력했다. 진료실을 걸어 들어오는 걸음이 뒤뚱뒤뚱 불편해 보였다.
음성이 여자 목소리라 하기에는 탁음이다. 목소리가 갈라져 나온다.
이곳에서 치료받은 친구가 가보라고 해서 왔다고 했다.
다리가 아파 걷기 힘들다는 것이다. 양쪽 무릎 모두 다 수술을 했는데도 걷기 힘들다는 것이다. 집에서 한의원까지 500 미터 거리인데 열번 앉아 쉬면서 왔다고 한다.
무릎을 보니 허벅지와 종아리를 구분하기 힘들 정도로 부어서 일자형 통다리였고, 무릎은 구부리기 힘들다고 했다. 무릎이 아픈 후 부터 허리도 아프기 시작했다고 했다.
어려서부터 신장 기능이 좋지 않았다고 했다. 자고나면 얼굴과 손발이 붓고 밤에는 자다 일어나서 소변 보기를 5~6회 한단다.

첫 아이를 출산한 이후로 귀에서 소리가 나기 시작하여 지금까지 소리가 났으니 이런 증상은 이미 너무도 오래된 증세였다. 늘 머리가 아프고 잠을 깊이 잘 수가 없다고도 했다.
남편의 계속되는 잔소리 때문에 늘 가슴이 답답하고 불안했으니 초조하기까지 하고 깜짝 깜짝 잘 놀란다고 했다.
절에 가면 무릎을 굽힐 수가 없어 절을 하고 싶어도 못한 지 오래되었으며 사람을 좋아하고 외향적인 성격이라 활동적인데 걷지 못해 힘들어 했다. 다른 건 몰라도 걷는 것부터 고치고 싶다며 간절함을 호소한다.
무릎부터 먼저 치료하기로 했다. 아픈 무릎부위를 차근차근 만져 보니 아프지 않은 곳이 없다. 무릎과 다리로는 간 · 담, 비위, 신, 방광 경락이 주행한다. 서혜부에도 여러 곳이 경결되어 있다. 이 부위가 뭉치면 하지로 내려가는 혈액의 공급이 원활하지 않게 된다.
간 경락이 흐르는 곳에 압통점이 여러 곳에 나타나고, 주위 근육이 단단한 것이 바위를 만지는 것 같다.
먼저 우측 허벅지, 무릎과 장단지에 침을 놓고 나서 걸어보게 했다. 침을 놓은 뒤에 오른쪽 다리는 걷는 것이 수월해 보였는데 본인도 걸어 보니 조금 전보다 좀 낫다고 한다.
다음에 좌측 허벅지, 무릎, 장단지에 차례로 침을 놓았다. 다시 걸어보게 했더니 좌우 균형이 맞게 내딛는다.
아픈지 오래된 사람은 침을 맞은 날 밤에는 무릎도 더 아플 수 있고, 몸 전체가 통증이 더 심할 수 있을 것이라고 치료 전에 미리 일러드렸다.
다음 날 들으니 아파서 밤새 잠을 못잤다고 한다. 그런데 다른 때 같으면 아파서 잠을 못자면 다리와 무릎이 견딜수 없이 아팠는데, 밤새도록 아파서 잠을 못 잤는데도 자고 일어나 보니 무릎과 다리는 덜 아프다고 했다.

1주일 치료 후에는 한의원까지 걸어 오는데 다섯 번 쉬고 왔다고 한다. 보름쯤 치료를 했는데 퉁퉁 부어있던 허벅지와 무릎의 경계가 나타나기 시작했다. 그리고 걸음 걸이도 좀 편해졌다.

한 달 쯤 지나면서부터 통증이 반으로 줄어 들었고, 밤이면 무릎과 다리가 아팠던 것이 많이 개선되었다고 했다. 통증이 줄어들기 시작하면서부터 무릎 주위의 검푸른 피부색깔이 보통의 피부색으로 돌아오기 시작했다.

여름에도 시리고 차갑던 다리에 냉기 대신 따뜻한 기운이 느껴진다고 했다.

3개월이 지나자 집에서 한의원까지 오는데 한번도 쉬지 않고 왔을 뿐아니라, 30분을 걸어도 다리가 아프지 않았다고 했다. 채 5분도 걷지 못했는데 30분 이상 걸어도 통증이 없단다. 걸어도 아프지 않는게 신기해서 걸었더니 자기도 모르게 30분 넘게 걸었다며.

그런데 두통도 없어지고 잠도 잘 자는데 귀에서 소리나는 것은 여전하다고 했다.

목 주위에 딱딱하게 굳어있는 곳이 여러 군데였는데, 그런 곳에 침을 놓고 치료를 하는 동안 줄어들기는 했지만 귀밑 부위와 귀 중간 부위의 청궁혈 부위에 뭉친 덩어리는 잘 풀리지 않는다.

이런 곳의 뭉친 피부가 풀리면 귀에서 소리 나는 것이 좋아질 것이라고 알려드렸다.

그 후, 목 주위와 귀 부위의 뭉친 곳들을 한 달 정도 치료했다. 그랬더니 소리가 아주 가끔씩 나기는 하는데 아주 작은 소리라고 했다. 오랫동안 괴롭히던 이명이 거의 사라졌다고 한다.

치료를 시작한 지 3개월쯤 지난 무렵, 다리도 무릎도 아프지 않고 아팠던 허리도 좋아지고 잠도 잘 자고 머리도 맑고 몸이 여러 면에서 좋아졌다.
그날은 침을 놓은 후 돌아서려는데,
"원장님, 침이 하도 효과가 좋아서 여쭤봅니다. 제가 치주염 때문에 입에서 냄새가 심하게 나서 고민이 많습니다. 남편은 냄새가 난다고 껌을 씹든지 마스크를 하라고 합니다. 이것도 침으로 치료가 됩니까?" 하고 물었다.
"언제부터 그랬습니까?
"몇 년 전에 잇몸에서 피가 나고 아파서 치과에 갔는데 치주염이라며 처방해 주는 약을 먹었습니다. 그 약을 몇 달 먹어도 낫지 않았습니다. 약을 먹어도 피가 나오고 고름도 생기고 아픈게 낫지 않아 호소 했더니, 치과에서는 이를 뽑아야 치료가 된다고 하여 이를 뽑았습니다. 이를 뺐는데도 여전히 아프고 냄새가 나서 다른 치과에 갔습니다. 거기서도 몇 달 약을 처방받아 먹었습니다. 그래도 마찬가지였습니다. 그런데 거기서는 이를 뽑은 그 자리에 이를 다시 해 넣어야 한답니다."
이 분은 내가 질문을 하면 늘 한 두 걸음 뒤로 물러난 뒤 입을 가리고 대답을 하곤 했다.
나이 드신 분이 뭐가 수줍어서 그러시나 했는데, 그제서야 그 이유를 알게되었다.
"그래서요?"
질문을 하면서도 궁금해지지 않을 수 없었다.
"그래야 한다고 해서 이번에는 이를 해 넣었습니다. 그래도 또 마찬가지로 피가 나오고 아프고 입에서 냄새는 여전했습니다."
치주염으로 입에서 냄새가 나고 피가 난다고 이를 빼고, 넣고 한다는게 믿어지지 않기도 하고, 그 뒤 어떻게 되었는지 참으로 궁금하지 않을 수 없었다.

"여기도 아닌가 보다 하고 또 다른 치과에 갔습니다. 그런데 거기서는 이를 다시 뽑아야 한다는 겁니다. 그래서 '이건 아닌가 보다' 하고 다른 사람들과 이야기할 때는 거리를 두고 하기로 하고 치과에는 안 가고 이렇게 지냅니다. 다른 건 참을 수 있는데 남편이 제 입에서 냄새가 난다고 구박해서 견딜 수가 없습니다. 원장님 혹시 침으로 이런 건 안 낫습니까?"

듣고 보니 참으로 사정이 딱했다. 늘 함께 얼굴을 마주해야 하는 부부가 입 냄새로 서로 불편하다면 이건 보통 일이 아니다 싶었다.

치통으로 고생하는 사람에게 침을 놓으면 통증이 금방 가라앉는 것은 여러 번 경험했다. 침의 효능이 여러 가지 있지만 통증을 없애주는 것이야 말로 단연 으뜸으로 꼽을 수 있다.

침을 놓으면 혈액의 순환이 빨라지게 될 것이고, 순환이 개선되면 당연히 염증은 개선될 것이라는 생각에 이르렀다.

치주염으로 잇몸에서 피가 나오거나 이가 아프면 모두 치과로 가게 된다. 치주염을 고치려고 한의원에 찾아와 치료를 해 달라는 사람은 지금까지 없었다. 불이나 뜨거운 물에 데여 화상을 입어서 피부가 짓무르고 염증이 생겼을 때, 침을 놓게 되면 염증이 금방 좋아지는 것을 자주 경험한다. 화상의 염증이나 잇몸의 염증이나 다를 것이 없다고 생각했다.

"그럼 침으로 한번 해 볼까요?"

좌우측 얼굴 관골을 눌러 보니 어금니 주위 몇 군데가 뭉쳐 있는 곳을 찾을 수 있었다. 이 곳에 침을 놓았다.

다음 날 한의원에 오셔서,

"원장님, 참 신기합니다. 어제 침을 맞고 집에 갔는데 다른 때 같으면 영감이 입에서 냄새 난다고 자리를 피하는데 그런 말이 없었어요. 아침에도 같이 밥을 먹는데 아무 말이 없어서 제가 물어 봤지요. '당신 왜 나한테 저리가라는 말을 안 하냐' 고요. 그랬더니 '어제, 오늘은 당신 입에서 냄새가 안 나서 껌을 씹어서 그런가 보다고 생각했지' 이러는 겁니다. 그러고 보니 이도 안 아프고 피가 나오는 것도 줄었지 뭡니까? 원장님 침을 한번 더 놓아주세요"

"아, 그러셨어요? 그럼 한번 더 놓아 드리지요."

그 후 서너 번 더 얼굴에 침을 놓아드렸는데, 피도 더 이상 나지 않고 냄새도 나지 않는다고 했다.

"통증이 줄어 들고 냄새가 나지 않는다고 치주염이 모두 치료된 건 아닙니다. 관리를 잘 하시고 또 치주염이 생기면 치과에 가서 치료 받으세요."라고 말씀 드렸다.

치주염이 생기게 되는 원인은 여러 가지겠지만 통증을 없애주고 출혈을 막아주는 데는 침 치료가 도움이 될 수 있다.

치아의 구조적인 문제나 그 외 치과에서 치료해야 할 부분을 제외하고 치통 때문에 고생하는 경우, 침 치료는 진통제보다 더 빠른 효과가 있다. 빠를 때는 침을 놓은 후 곧 바로 통증이 줄어든다.

치과 분야에 관해서라면 이런 일도 있었다. 지인이 임플란트를 하기 위해 이를 뺐는데 이를 빼고 난 후 생기는 통증때문에 소염진통제 처방을 받았다. 아프면 먹을 요량으로 약국에서 약을 사오긴 했는데 침을 맞고 아프지 않으면 약은 먹지 않을 생각이었다. 이를 뺀 후 곧 바로 침을 맞았는데 아프지 않더라고 했다.

이런 경험을 할 때마다 침은 활용도가 상당히 높은 치료 도구라는 것을 실감한다.

이야기.

열 하나

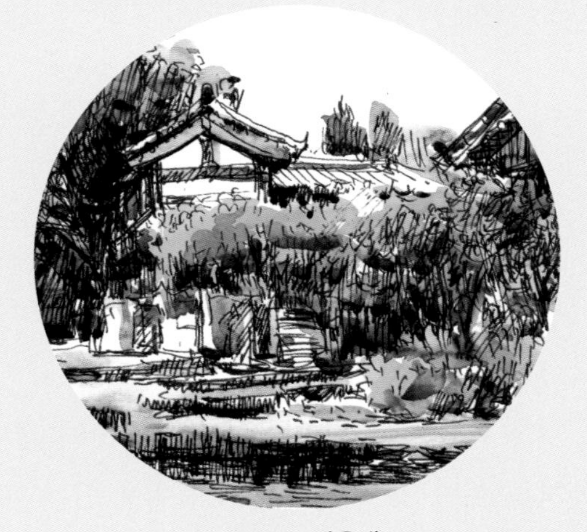

Painting. 박용대

한결같은 마음과 눈으로

세상을 바라볼 수 있기를 바랍니다.

활 시위를 놓게 되다

지금 시술하고 있는 침술에 눈을 뜨고 난 이후에 상태가 아주 좋지 않은 분들을 대상으로 치료를 해보고 싶었다. 이런 분들이 입원해 있는 곳이 요양병원이다.

대개 병이 오래되거나 난치라서 병원에서 치료가 잘 안되거나 말기 암으로 더 치료할 것이 없다는 이유로 일반 병원에서는 치료를 받을 수 없거나, 보호자의 간호를 받을 수 없는 분들이 요양병원에 입원해 있다.

이런 분들을 대상으로 화타 침술의 효과를 확인해 보기로 했다.

한의원에 오는 분들은 대개 자신의 발로 걸어오신다. 아주 좋지 않은 경우라 해도 누군가의 부축을 받든지, 아니면 적어도 지팡이를 짚고서라도 스스로 걸어 올수 있지만 요양 병원에는 혼자 거동할 수 있는 분들 보다, 누워 지내거나 생의 마지막 순간까지 도움을 받아야만 하는 분들이 더 많다.

내가 시술하는 침술이 요양병원에 계시는 분들에게서도 만족할 만한 효과가 있을지 확인해 보고 싶었다.
오래 누워 지낸 탓에 걸을 수 없게 된 분들이나 말기 암환자나 일반 병원에서 치료가 어려워 치료 대상에서 제외되다시피 한 분들에게도 화타침이 효과를 발휘하는가를 알아 보고 싶었다.
요양병원에서 근무를 시작하고 한 달쯤 지났는데, 남자 한 분이 새로 입원하셨는데 등이 굽어 있었다.
무엇인가를 보게 될 때, 고개는 숙인 채 눈을 들어 앞을 쳐다보는 것이었다.
고개를 숙인 채 앞을 바라보는지라 겨우 예닐곱 걸음 앞만 보는 것 같았다.
걸음걸이를 볼 때, 나이가 들거나 허리가 나빠져서 등이 구부러진것은 아니었다. 대개는 고개를 숙이고 있었지만 걸음걸이는 정상이었다. 어려서부터 카이포시스(곱추)로 등이 굽은 것으로 보였다.
그 전에 등이 굽은 할머니를 치료했던 경험이 있었기에 그 분을 처음 보았을 때 부터 자꾸만 눈길이 갔다. 그리고 어떻게라도 기회를 만들어 꼭 한번 침을 놓아 보고 싶었다. 머리를 들지 못하는 저 분에게 침을 놓으면 머리를 들게 될 수 있을지 몹시 궁금했다.

아침에 병실을 돌면서 침을 놓는데 그 분이 있는 병실에서 침을 놓을 때는 그 분과 일부러 대화를 나눴다.
다른 사람을 치료하고 나서 잠깐씩 대화를 나누었기 때문에 대화하는 시간은 짧았다. 대화를 나누는 회수가 잦아지면서 그 분에 대해 조금씩 알게 되었다. 나이를 물어보니 자신도 몇 살인지 잘 모른다고 했다. 챠트에 기록된 나이는 75세였는데 본인도 그런 정도라고 했다. 어려서부터 카이포시스(곱추)였단다.

일찍 부모님을 여의고 여기 저기 친척집으로 떠돌이처럼 살아서 초등학교도 제대로 다니지 못했단다. 나이가 들어 오갈 곳이 없어 요양 병원으로 왔다는 것이었다. 그 분이 입원한 병실에는 여섯 분이 계셨는데 그 중 한 분은 허리가 아프다고 했고, 또 다른 분은 어깨가 아프다고, 또 한 분은 소화가 안된다고 해서 침을 놓았다.
그 분은 내가 다른 사람들에게 침을 놓을 때마다 옆에 서서 지켜 보곤 했다. 나는 의도적으로 그 분을 만날 때마다 몇 마디 말을 걸기도 하고 복도에 있는 자판기에서 커피를 뽑아 건네기도 했다. 그 분과 좋은 관계를 유지하면서 언젠가 한번이라도 침을 놓을 기회가 생기기를 기대하고 있었다. 언젠가 어디가 아프다고 말하기만 기다리는데 좀처럼 아프다고 하지 않았다.

그러던 어느 날 아침이었다.
그날도 침을 놓으려고 들어갔더니 그 분이 목이 따갑고 아프다며 침을 맞고 싶다고 하셨다. 기침을 하는 것으로 보아 목감기였다. 드디어 기다리던 기회가 온 것이었다.
그 분은 키가 1미터 50cm정도였고 체중도 50키로 정도 밖에 안되는 작은 몸집이었다. 윗옷을 벗고 침대에 눕히니 가슴이 바닥에 닿지 않았다. 등 부분이 위로 공처럼 둥글게 솟아 있었다.
목이 따갑고 아픈 것을 고치기 위해서는 목에서 허리까지 침을 놓을 것이라고 알려 드렸다. 침을 맞을 때 따끔따끔 아프더라도 참으시라고 말씀을 드린 후 목과 어깨, 등, 허리, 골반에 이르기까지 침을 놓았다.
침을 놓으면서 만져보니 목부터 골반까지 척추를 감싸고 있는 등 뒤에 있는 근육들이 마치 종잇장처럼 힘이 없었다. 보통 사람들의 근육보다 약했다. 이

분처럼 피부에 탄력이 없으면 침을 놓기가 쉽지 않다. 얇은 종이를 만지는 느낌이 들었다.
엎드린 채 몸의 뒷 부분에 침을 놓은 후, 바로 눕게 하고 복부와 가슴에 침을 놓았다. 여러 곳에 침을 놓느라 치료하는데 시간이 꽤나 걸렸다.
치료가 끝난 후 일어나 보라고 했다. 침대 옆 손잡이를 잡고 섰는데 이게 어떻게 된 일인가!
늘 고개를 숙이고 있었는데 고개를 드는 것이 아닌가!
고개를 들고 쳐다볼 것을 기대하고 침을 놓았던 것인데도 늘 숙이고 있던 고개를 들고 서는 것을 보는 순간 놀라지 않을 수 없었다. 온 몸으로 전율이 퍼져 나가는 것을 느꼈다. 단지 침을 놓았을 뿐인데 그토록 오랜 세월 굳어 있었던 근육이 풀렸던 것이다.
내가 했던 것은 목을 감싸고 있는 근육을 풀어준 것 뿐인데 평생 들지 못했던 고개를 들고 서게 되었다. 늘 고개를 숙였던 탓에 예닐곱 걸음 앞 밖에 보지 못했지만 고개를 들고는 저 멀리 복도 끝을 보게 된 것이다. 고개를 들고 창밖을 바라보는 것이었다.
원래 고개를 들면 자연스럽게 저 멀리 앞을 바라보는 것이 정상이다. 이 분이 고개를 들지 못한 채 살아 오게 된 것은 단지 목주위를 감싸고 있는 근육이 굳어져 있었기 때문이었다.

뒷머리에서부터 경추와 어깨를 감싸고 있는 승모근을 비롯하여 목과 어깨와 등 주위의 근육들을 침으로 풀어주었던 것 뿐이었는데, 그 오랜 세월 들지 못했던 고개를 들 수 있었던 것이다. 침으로 척추를 감싸고 있는 근육을 풀어주면 기적같은 결과가 나타난다. 카이포시스, 즉 척추뼈가 굳어진 것을 우리는

곱추라고 부르고 치료를 포기한다. 그런데 침으로 근육을 풀고 전신 기운을 조절하니 평생 들지 못하던 고개를 들게 되는 것을 나는 직접 경험했다.

카이포시스(곱추)의 척추를 침으로 풀어낸 이번의 임상경험을 통해 그 어떤 난치의 근골격계 질환이라도 수술할 상태만 아니라면 침으로 치료할 수 있다는 자신감을 얻을 수 있게 되었다.
한의원에는 근골격계 질환으로 통증을 안고 찾아 오는 분들이 대부분이다. 물건을 들다 허리가 삐끗하거나, 걷거나 운동을 하다 발목을 삐거나, 어깨가 아프거나, 무릎통증 때문이거나 대부분 어딘가가 아파서 찾아 오게된다.
다양한 증상과 통증으로 오시는 분들을 치료하는데 있어 얼마동안 치료를 해야 할 것인가를 결정하는 데는 여러 가지 요인이 있을 수 있다.

아픈지 얼마나 오래 되었는지, 원인이 무엇인지, 나이와 체력의 정도와 규칙적인 운동을 하는지, 건강한 생활 습관을 유지하고 있는지, 식습관은 어떤지 등 여러 요인이 관련된다.
이 모두를 설명하기에는 지면이 한정되어 있으므로 70년 가까이 카이포시스(곱추)로 지냈던 이를 치료했던 경험에 비추어 허리나 목과 어깨, 무릎의 통증을 오래도록 겪고 있는 이들을 침술로 치료할 수 있는 가능성에 대해 생각해 보기로 한다.

척추는 근육과 인대로 쌓여있는데 여기에 노폐물이 쌓이거나 충격을 받게 되거나 혈액 순환이 원활하지 않으면 통증이 생기게 된다. 오래도록 치료되지 않으면 척추뼈를 싸고있는 근육이 약해지거나 굳어져 뭉치게 된다. 외부의 심한 충격으로 뼈가 손상되지 않는 한 뼈에 이상이 생기는 경우는 매우 드물다. 뼈가 손상된 경우라면 당연히 수술해야 하지만 대부분 오래된 근골격계 통증은 근육이 문제가 된다. 또 근육 안에 있는 인대가 늘어나거나 약해지는 것도 통증을 유발하는 원인인데, 근육과 인대가 함께 관련되어 통증을 일으키기도 한다.

뭉친 근육을 풀어주지 않고 시간이 오래되면 인대도 근육과 같이 약해진다. 뼈를 지탱하는 근육이 약화되어 통증이 생길 경우 진통제는 일시적인 방편일 뿐이다.
거듭 진통제를 먹게 되면 시간이 지날수록 복용량을 늘여야 한다.
위장이 약한 사람은 진통제를 복용할 때 마다 위통으로 고생하게 된다.
이것도 참기 힘든 고통이며 진통제에 익숙해질 수록 습관성에 길들여지게 되고 진통제가 없이는 살 수 없게 되는 상황에 처하게 된다.
더 심각한 문제는 진통제를 먹는다 해도 통증이 그대로라는 데 있다.
목과 어깨, 허리나 무릎의 통증 때문에 진통제를 장기간 먹었던 이들을 대상으로 침을 시술해 보면 약의 독성을 해독하는데 더 많은 에너지를 쓰게 된다.
침을 놓으면 환자의 몸에서 나타나는 반응으로 다음에는 어느 곳에 침을 놓아야 될지 확인할 수 있는데, 진통제는 이를 방해한다.

침을 자극하여 몸에서 나타나는 반응을 알아낸 뒤에 다음에 치료할 곳을 찾게 되는데 이것을 진통제가 방해하는 것이다. 통증을 치료하기 위해 상습적으로 먹어온 진통제를 끊고 침을 놓으면 한 동안 심한 통증에 시달리게 된다. 진통제를 먹지 않았다면 침을 놓는 즉시 통증이 줄어들거나 사라지게 되는데, 진통제를 먹게되면 침을 놓아도 통증이 줄어들거나 없어지는데 시간이 걸린다. 십 년이나 또는 더 오래 진통제를 먹어온 사람들은 먼저 진통제의 독성을 배출해야 하는데 이를 위해 시간이 더 걸린다.
진통제의 독성을 분해하는데도 침술의 효과는 뛰어나다.
침술이 화학 물질을 비롯한 인체에 유해한 독성을 배출하는데 뛰어난 효과가 있다는 것을 몇 가지 예를 들면 다음과 같다.

알콜 중독으로 늘 술을 마셔야만 하는 사람도 우측 늑골 아래 부위와 등에 있는 간과 쓸게를 조절하는 경혈과 뇌를 건강하게 해 주는 여러 곳에 침을 놓게 되면 주량이 줄어들고 음주 욕구도 낮아지게 된다. 또 술을 마시고 취기가 올랐을 때 머리와 뒷목의 몇 군데를 침으로 자극하면 금새 술이 깬다.
이처럼 침으로 진통제의 독성을 먼저 해독해야 오래된 통증을 치료할 수 있다. 진통제의 독성이 해독될 때는 온 몸이 치료하기 전보다 더 아프다고 한다. 이게 치료를 결정짓는 고비다. 몇 차례 몸살을 앓고나면 몸에 있던 독성이 빠져나가게 된다.
독성이 배출되고 나면 비로소 치료에 탄력이 붙게되고 침을 놓을 때 마다 통증이 빠르게 사라진다. 통증 때문에 진통제를 장기간 먹게되면 인체 곳곳의 근육이 탄력을 잃어 버리게 되고 피부도 윤기를 상실하게 된다.
몸의 앞뒤에 분포하고 있는 피부를 만지면 얇고 종잇장을 만지는 듯한 느낌이 들때가 있다. 힘없이 늘어진 피부와 탄력없는 근육에 침을 놓으면 피부와 근육에 차츰 차츰 힘이 생기는 것을 알수 있다.

침을 놓는 회수가 늘어나면 이와 비례하여 피부와 근육에 생기가 돌게 되고 통증도 점점 줄어들게 된다.
아팠던 목과 어깨가 낫게 되고 통증에 시달리던 허리와 무릎도 아프지 않게 된다. 침이 자극될 때 마다 기혈의 순환이 좋아지고 모든 기관이 원래대로 정상을 찾게 된다. 이때 치료하는 사람과 치료 받는 사람이 함께 회복 될 때 까지 치료하겠다는 열의로 하나가 되어야 더 좋은 결과를 얻을 수 있다.
나는 카이포시스(곱추)를 치료하는 과정에서 어떤 형태의 통증도 치료할 수 있다는 확신을 하게 되었다.
몸의 이곳 저곳을 몇 차례나 수술하고서도 통증이 사라지지 않아 고통 받고 있던 사람도 침으로 반드시 고칠 수 있다는 믿음과 자신감으로 치료를 할 수 있었던 원동력을 얻었기 때문이다.
70년 동안 굳어있던 근육 때문에 고개를 들 수 없었던 카이포시스(곱추)를 침으로 근육을 풀어낸 그날의 감동은 세월이 흐른 지금도 가슴 떨리는 전율로 남아 있다.

이야기.

열 둘

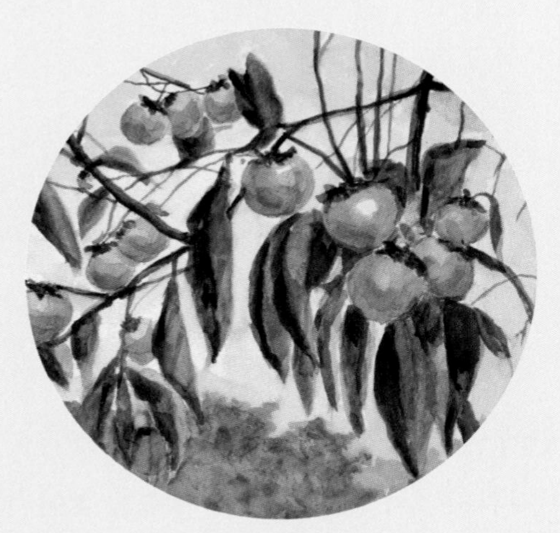

Painting. 하정묘

건네는 말 한 마디,

작은 몸짓에 배려와 온기를 담아봅니다.

후배는 '기적'을 만들어냈다

고등학교 후배를 3년 만에 만났던 것은 벌써 10년 전의 일이다.
당시 후배는 사업이 어려워지면서 술을 마시는 횟수가 잦아져 심한 스트레스로 건강이 나빠져 있었다. 얼굴색은 칙칙했고 윤기라고는 찾아 볼 수가 없었다.
한번 술을 마시기 시작하면 며칠이고 마신다고 했다. 그렇게 며칠이고 술을 마셔야 술이 취한다고 했다. 그리고 한번 술에 취하게 되면 술에서 깨는데 며칠씩 걸린다고 했다.
술을 마시고 취하면 더 이상 술을 마실수 없게 몸이 알아서 조절하게 되어 있는데, 이 후배는 이게 조절이 안되는 것이었다.
간의 조절 기능이 작동하지 않았다. 간 부위를 눌러보니 피부가 딱딱하게 굳어져 있는 것이 만져졌다. 간이 망가질대로 망가진 것이었다. 늘 피곤하고 식욕도 없다고 했다. 살아갈 의욕이 없다는 말을 수시로 했다.

집에 들어가면 부인과 사이가 좋지 않아 수시로 다툰다고 했다. 그리고 밖에 나가면 하는 일이 잘 되지 않아 스트레스를 받고 집에서는 불화가 잦으니 찾는 것이라고는 자연히 술 밖에 없다고 했다.
목소리가 갈라져 나오는 것으로 미루어 보아 폐의 기운도 상했음을 알수 있었다. 술을 마시고 나면 설사가 잦고 입에서는 구취가 상당했다.
담배는 하루 두 갑을 피웠다. 술 냄새, 담배 냄새로 심한 체취가 났었다. 본인은 그런 냄새를 느끼지 못하니 별다른 의식을 않는 듯 했다.
신체의 전반적인 기혈 순환을 개선하기 위해서 침을 놓았다.
몸의 앞면을 흐르는 임맥을 뚫어 주고 난 뒤, 등에 있는 독맥과 전신 경락에 침을 놓았다.
그 다음 간 주위의 딱딱해진 곳을 치료하려고 침을 놓으려는데 근육이 돌덩이처럼 딱딱하게 굳어 있어 침을 찔러도 침이 잘 들어가지 않았다.
보통은 단단하거나 굳은 곳을 침으로 자극하면 굳어 있던 곳은 금방 말랑말랑해지는 것이 일반적이다.
그런데 간의 상태가 좋지 않으면 간이 있는 곳의 우측 늑골 끝부위의 근육이 굳어져 침이 잘 들어가지 않게 되는데, 이 후배도 간이 망가져도 많이 망가져 있었던지 침이 잘 들어가지 않았다.
전신에 침을 놓은 뒤 집에 가서 술을 한번 마셔보라고 했다. 술 없이는 못 산다고 하니, 술을 마셔보면 침을 맞고 난 뒤 몸에서 어떤 반응이 나타나는지 알아 보려고 술을 마셔보라고 했다.
다음 날 다시 만났는데 지금까지 소주 몇 병을 마셔도 술이 취하지 않았는데, 어제 침을 맞고 난 뒤 한 병을 채 마시기도 전에 취해서 그대로 잤다고 했다. 아침 잠에서 깼는데 숙취도 없고, 머리가 맑다고 했다. 이전에는 술이 잘 깨지 않을 뿐 아니라 아침에 일어나면 머리가 아프고 눈이 침침했는데 그런 증상이 없어졌다고 했다.

다음 날 또 치료를 했다. 어제 침을 놓으려고 만졌을 때 딱딱하던 간 주위의 근육이 부드러워져 있었다. 어제와는 달리 침이 잘 들어갔다.

침을 놓은 후 어제처럼 다시 술을 마셔보라고 하고 돌려 보냈는데 다음 날 찾아와 어제처럼 소주 한 병을 못 다 마시고 잠에 빠졌다고 했다.

세번째 치료를 하기 위해 만난 날, 머리가 맑고 몸이 가볍다고 했다. 세번 치료를 한 후 며칠 동안 후배를 만나지 못했다.

네번 째 치료를 하기 위해 만난 날, 평소 다니던 피부과 의원에 가서 간 기능 검사를 했는데 검사 결과를 본 피부과 원장 선생님이 깜짝 놀라서 물어 보더라고 했다.

"늘 검사할 때마다 간 수치가 높았는데 오늘은 수치가 많이 내려 갔어요. 무슨 일이라도 있었나요?" 라며 묻더라고 했다.

"네, 아는 선배님께 침을 몇 번 맞은 것 밖에 없습니다." 라고 대답을 했단다.

"거참 신기하네요. 평소 사장님 간 기능 검사에서는 수치가 정상의 몇 배나 높게 나와서 늘 걱정을 했는데, 오늘 검사로 봐서는 정상입니다." 라고 했다는 것이다.

침을 맞고 간 기능이 정상적으로 돌아온 것이 아무래도 믿기지 않는다고 했다.

"선배님, 침을 맞고도 간 수치가 정상이 되는 겁니까?" 하고 후배가 물었다.

"간이 나쁜 사람이 간 기능 검사를 해서 나온 결과를 확인하고 난 뒤, 침을 놓고 다시 나온 결과를 수치로 확인해 보지 않았지만, 침이 전신적인 신체의 기능을 올려주는 효과가 있으니 당연히 간 기능이 좋아지게 될 것이고, 그 결과 검사상 수치로도 간 기능이 정상인 것으로 나타나겠지."
이렇게 밖에 달리 대답할 말이 없었다.
이후 몇 차례 더 치료를 하였더니 치료 전보다 몸이 좋아지는 게 눈에 두드러지게 나타났다. 활력이 생기고 피로가 없어지고 식욕이 좋아졌다고 했다. 다른 사람들도 안색이 맑고 생기가 넘쳐 보인다고 했다. 고질적으로 아프던 허리의 통증도 사라지고 간헐적인 두통도 없어졌다고 했다.

그 후 몇 개월이 지나 12월이 끝나가던 어느 날 밤늦게 전화가 걸려왔다.
"형님, 빨리 좀 와주셔야 겠습니다. 제가 다쳤습니다."
"거기가 어딘데?"
"서초구민회관 앞입니다. 눈에서 피가 많이 납니다."
"그래, 알았다."
급히 차를 몰아 그곳으로 갔다. 오른쪽 눈에서 피가 줄줄 흐르고 있었다. 술에 취해서 왜 그런 일이 일어났는지 본인도 모른다는 것이었다.
근처에 있는 대학 병원 응급실로 싣고 갔다. 마침 당직 의사가 성형외과 전공의였다. 다음해에 전문의 시험을 치르면 성형외과 전문의가 되는 선생님이었다.
"상처가 조금만 더 깊었더라면 눈을 다쳐서 큰일 날뻔 했습니다."
라고 했다.
오른쪽 눈위 뼈가 들어날 정도로 깊은 상처였다.
수술을 진행하는 동안 옆에서 한 동안 지켜보고 있으니 당직 선생님이 "오늘 이렇게 기웠지만 상처가 워낙 깊어서 앞으로 이 부위에 2~3차례 성형 수술을 해야 흉터가 남지 않을 겁니다." 라고 일러 주었다.

그런 경험이 있었다. 허리가 아파 오셨던 여자분으로 물에 데인 화상 상처가 3주 동안이나 치료를 했는데도 잘 낫지 않았다.

병원에서는 당뇨 때문에 잘 낫지 않는 것이라고 했지만 화상 부위를 침으로 치료를 했더니 2~3일이 지나자 화상 자리의 물집이 굳어졌다.

그 뒤 1주일 더 침을 놓으니 화상이 모두 아물었다. 그 동안 불이나 물에 데인 화상의 상처에 침을 놓았더니 상처가 빨리 아물었고 흉터도 없이 치료가 잘 되었다.

그밖에도 여러 차례 화상을 침으로 치료한 경험이 있었다.

나 자신도 허리를 수술했던 자리의 켈로이드(흉터)에 침을 놓아 치료했다. 지금은 거의 없어졌고 희미한 자국만 남아 있다.

가슴을 열고 스텐트를 삽입하는 심장병 환자도 수술한 자리에는 켈로이드가 있었는데, 침을 놓으니 흉터가 엷어지는 것을 확인할 수 있었다.

그런데 이들의 경우는 상처가 난 후에 곧 바로 침을 놓은 것이 아니었다.

후배의 눈위 상처는 실밥을 뽑고 나서 바로 침을 놓으면 상처부위가 얼마나 빨리 좋아질까 궁금했다.

수술 후 한참 지나 생긴 켈로이드를 침을 놓아 없앤 경험은 여러 차례 해 보았으나 이번처럼 성형수술을 해야 할 정도로 심하게 상처를 입고, 수술 받은 경우 수술이 끝나고 상처가 아물지 않은 곳에 침을 놓으면 어떻게 될지 결과가 궁금했다.

지금까지 흉터를 침으로 고친 경우를 놓고 생각해 보면 후배의 상처부위에 침을 놓으면 성형 수술을 하지 않아도 될 것 같은 생각이 들었다.

만일 침으로 수술 부위를 치료해 상처가 표시 나지 않게 치료가 된다면 침으로 성형술을 대체할 수 있는 계기가 될 수도 있을 것이라는 생각이 들었다.

후배가 실밥을 뽑던 날 수술 부위가 채 아물지 않은 곳에 침을 놓았다. 그리고 시간이 지나서 상처 부위가 아물게 되자 수술했던 자리는 아무런 흔적도 없었다.

수술을 집도했던 성형외과 전공의 선생이 추가로 두 세 차례의 성형 수술을 더 해야 흉터가 나을 수 있다고 했는데 침으로 성형을 대체할 수 있게 된 셈이었다.

이건 내가 지금 시술하고 있는 화타침에 눈을 뜬 이후 꼭 시도 해보고 싶었던 바람 중의 하나였다.

주름진 얼굴 부위에 침을 놓으면 주름이 펴지고, 처진 엉덩이에 침을 놓으면 엉덩이가 올라가는 등 침술의 놀랍고 기적같은 효과는 여러 차례 경험하였지만, 이번처럼 깊은 상처가 나서 수술은 했지만 흉터로 성형수술을 두 세번 해야 한다는 상처에 침을 놓은 후 성형 수술이 필요없게 되는 경험은 처음이었다.

이 일이 있은지 얼마 후, 평소 알고 지내던 피부과 의사를 만나 식사를 하는 자리에서 후배를 치료한 사례를 이야기 했더니, 본인에게도 이마에 가로로 새겨진 주름이 있고 세로로 그어진 주름이 있으니 침으로 치료해 달라고 했다.

치료 전에, 스마트폰으로 그 의사분 이마의 주름살을 찍었다. 침으로 시술한 후에 다시 주름이 펴진 상태를 찍어서 전후를 비교하였다. 침을 놓은 후 침을 놓기 전에 내천川자가 그려진 세로 주름과 옆으로 3~4개 있던 가로 주름이 사라진 것을 사진으로 확인할 수 있었다.

주름을 펴기 위해서 이마에만 침을 놓은 게 아니라 전신 경락을 다스렸다. 경추 가운데를 먼저 차례대로 침을 놓은 후 좌우 1센티 옆으로 침을 놓아 목의 근육을 풀어 주었다.

독맥 전체를 미골까지 그리고 방광경 제1선과 제2선을 어깨 부위부터 아래 선골 부위까지 세심하게 뭉친 자리를 모두 다 풀었다.
몸 앞쪽에는 임맥을 따라 치골까지 그리고 앞가슴과 복부의 모혈과 근육들을 골고루 침으로 풀었다. 전신의 경혈에 침을 놓고나서 이마 주름부위에 침을 놓았다.
이렇게 침을 놓은 뒤, 피부과 원장님은 얼굴의 주름이 펴지는 것을 확인하기 전에 먼저 몸이 개운해지고 기분이 좋다고 했다.
오랜 세월 피부과 진료를 해오셨던 원장님이 침으로 주름이 펴지는 것을 직접 경험한 후에, '침술 안면성형' 은 대단한 쾌거라며 극찬을 했다.

간이 나빠진 후배를 치료하면서 느낀 것은 침으로 치료하기 전과 후의 상태를 알수 있는 모든 검사를 해보고 싶었다.
침으로 치료하기 전 · 후의 혈액, 호르몬, 뇌파 등 현대 의학으로 할 수 있는 모든 검사를 해보면 침술의 효능을 보다 더 객관적으로 확인할 수 있을 것이다. 침으로 치료하면 여러가지 증상이 분명히 좋아지는데 이처럼 침 치료 후에 좋아진 상태를 여러가지 현대적인 장비로 검사하여, 객관적 수치로 나타낼 수 없다는 것이 늘 아쉬운 점이다.
환자 치료에 한의사들도 현대적인 의료 기기를 활용하여 여러 가지 객관적인 임상 검사를 할 수 있는 환경이라면 시술 전후의 변화를 더 확실하게 알수 있을 것이고 치료효과도 보다 더 객관적일 수 있을 것이다.
인체의 신비와 비밀을 현대적인 의료 검사 기기로 모두 다 알아낼 수는 없겠지만 분명 긍정적인 변화의 결과를 객관적인 데이터로 밝혀 낼 수는 있을 것이다.

현대인들은 병원 검사의 결과에 익숙하다. 혈액, 소변, X-레이, MRI검사 등 각종 검사 결과로 진단하는 의료에 길들여져 있다. 침구술은 치료 효과가 분명 있기 때문에 오랜 시간 동안 계속 이어져 오고 있다.
검사에 익숙한 현대인들에게 침구술의 효능이 과학적인 데이터로 나타난다면 더 설득력이 있을 것이다. 하지만 양방과 한방이 구분되어 있는 현재의 상황에서는 그런 검사를 기대하기 어렵다.
사람이 앓고 있는 모든 병을 병원에서 실시하는 검사로 모두 다 알 수 있는 것은 아니다.

하루를 굶으면 당연히 허기지고, 힘이 빠져 활동력이 저하되는데 이 때 병원에서 검사를 해 보면 아무런 병적인 결과가 나오지 않는다.
기氣가 허해서 생기는 현상을 검사하는 기계는 없다. 또 검사상 아무런 이상이 없는데도 여기저기 아프다고 하는 것은 아무리 첨단 기계라고 해도 인간의 병을 모두 알아내는 것은 한계가 있다.
그럼에도 대개 거대한 건물과 값비싼 의료장비로 검사한 뒤에 내려지는 의사의 진단에 자신의 모든 것을 맡겨 버린다.
첨단 과학 기구로 행해지는 이화학적인 검사 결과가 틀리다는 말이 아니다. 그러나 인간은 검사 수치의 결과만으로 모든 것을 결정내릴 만큼 단순한 존재가 아니다.
인간은 보다 더 영적인 존재다. 그러므로 치료를 위해서 반드시 보이지 않는 세계를 인정하는 겸허한 자세가 꼭 필요하다.

이야기.

열 셋

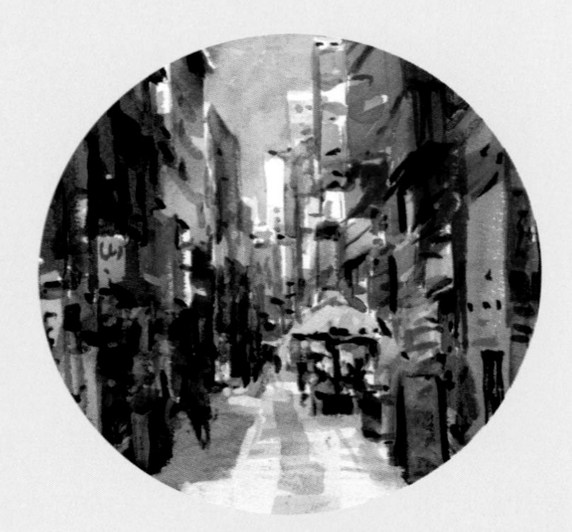

Painting. 박용대

더불어 사는 일에 기쁨을 느끼고

베푸는 것을 통해 행복을 배웁니다.

아버지의 입이 바르게 돌아 왔어요 그리고 어깨도 나았습니다

점잖아 보이는 중년의 남성분이 공무원이라고 자신의 신분을 밝힌 후 부친이 8개월 전에 입이 돌아갔는데 여러 곳에서 침을 맞고 치료를 했는데도 돌아간 입도 그대로이고 눈을 감을 수 없어 불편해 하시는데, 연세가 많아서 그런지 치료가 잘 안된다며 치료를 해 달라고 지인을 통해 찾아 왔다.
며칠이 지난 후 아들과 함께 찾아오신 부친은 나이가 70대 후반이셨다.
우측 안면신경이 마비되어 입이 왼쪽으로 돌아갔고 오른쪽 눈도 잘 뜰 수 없는 상태였다.
우측 어깨가 아파 대변을 본 후에는 팔을 뒤로 돌려 휴지로 뒷처리를 하는 것도 어렵다고 했다. 어깨가 아픈지는 입이 돌아가기 훨씬 전부터라고 했다.
간의 기운이 약한 것이 얼굴에 나타나 보였다. 안색이 칙칙하고 탁한 기운이 덮여 있었다. 목 주위 근육이 굳은 것이 손으로 촉지되었고, 뒷목에는 좌우로 돌맹이가 들어있는 듯 단단하게 뭉쳐 있었다.

안면신경이 마비된 우측 얼굴 부위는 손으로 만지면 아프다고 소리를 질렀다.
흉쇄 유돌근 부위는 긴장이 풀어져 힘이 없고 잘 만져지지도 않았다. 가슴 중앙부위 전중자리에는 피부가 딱딱하게 뭉쳐져 있었다.
이 자리의 피부가 뭉치는 것은 마음의 상처와도 관련이 크다. 무슨 사연인지는 몰라도 상당한 스트레스를 받은 것이 분명해 보였다.
복부전체는 손을 대지 못할 정도로 아픈 곳이 여러 군데 나타났다. 배꼽 주위를 만져보니 돌덩이처럼 단단했다.
양쪽 어깨를 따라 내려오며 만져보니 견갑골 가운데를 중심으로 그 주위를 누르니 '악' 하고 소리를 질렀다. 심장의 기운과 폐의 기운이 쇠약해진 상태를 나타내고 있었다.
허리를 살펴보았다. 허리 좌우의 지실혈 부위에도 통증이 나타나고 허리는 목에서 골반에 이르기까지 근육이 약해져 있었으며 골반을 내려와 둔부의 근육이 흐물흐물했다.
침술로 전신의 뭉친 근육들을 풀어나갔다. 목뒤부터 등, 허리, 골반 둔부를 따라 한 곳 한 곳 침을 놓았다. 좌우 다리를 따라 방광경을 치료했다.
머리는 백회를 중심으로 사신총을 비롯해 경결되어 있는 곳들을 하나씩 풀어나갔다.
몸을 바로 눕게 한 후 복부의 뭉친 곳을 침으로 풀기 시작하자 얼굴에 화색이 돌기 시작했다. 턱 바로 밑에서부터 가슴 가운데까지 꼼꼼하게 촉진을 해 가면서 뭉친 곳을 남김없이 풀어낼 작정으로 침을 놓았다.
굳어진 우측 얼굴의 경혈에 침을 놓는 것으로 치료를 끝냈다. 침을 놓는 동안 아프다는 말은 단 한 마디도 하지 않으셨다.

정신력이 대단하신 어른이라는 생각이 절로 들었다.
꽤 긴 시간이 걸려 전신 경락에 침을 놓았다. 1차 침시술을 끝냈다.
어깨 통증으로 뒤로 돌리지 못했던 오른팔이 뒤로 편하게 돌아갔다. 신경이 마비되어 잘 뜨지 못하던 눈을 떠 보라고 했더니 잘 뜨지 못했다. 얼굴은 침을 맞기 전보다 혈색은 좋아졌고, 틀어진 입은 반쯤 돌아온 상태였다.
침을 맞은 후 기분이 어떠신지 여쭈어 보았더니 아주 가뿐하고 기분이 좋다고 하셨다. 1주일이 지난 후 다시 한번 치료를 했다.
이번에는 눈을 편하게 감았다 떴다 하셨다. 입도 제자리로 돌아왔다. 사진을 찍어 둔 것이 치료 전·후를 비교하는데 도움이 되었다.

이 어르신은 무슨 특별한 비방을 써서 치료하지 않았다. 경락을 따라 경혈을 선택해서 침을 놓았고, 근육이 굳어있는 곳에 침을 놓았다. 피부의 색택이 흐린 곳을 만져 뭉친 것을 찾을 수 있었고, 그 자리에 침을 놓았다가 유침하지 않고 곧 바로 침을 빼는 시술을 했다. 그리고 임맥을 따라서 압통점을 찾았고 그 곳에 침을 놓았다.
독맥과 방광경 1선과 2선을 따라 가며 압통점을 찾아 침을 놓았다. 경추를 감싸고 있는 목 주위의 근육을 만져보니 경결된 곳이 군데 군데 나타났는데 이런 곳을 세밀하게 촉진하며 침을 놓았다. 별다른 방법이 아니었다. 침구학을 공부한 사람이면 누구나 아는 방법이었다.
여러 곳에서 치료를 받았는데 낫지 않았던 분을 어떻게 내가 치료할 수 있었을까?
남달리 재능이 뛰어났던 것도 아닌데 두 번의 치료로 낫게 된 건 무엇이었을까?

이런 의문을 가지고 있었는데 얼마 지나지 않아 의문이 풀렸다.
아들을 만나 이야기를 나누면서 알게 되었다. 어르신을 치료 하기 전에 사고로 다친 후 직접 내 손으로 치료했다는 말씀을 드렸는데, 이것이 어르신께서 치료에 대한 기대와 믿음을 가지게 되었던 것이라고 했다. 그리고 유침을 하지 않았던 것이 침을 맞는데 편했다고 했다. 따끔 따끔하긴 했어도 금새 시원해졌다고 했다. 통증이 있는 곳을 하나 하나 찾아서 침을 놓을 때 마다 통증이 사라지는 것을 분명히 알 수 있었다고 했다.

나이가 드셨는데도 병을 고쳐야겠다는 의지가 컸던 것도 치료에 도움이 되었다. 유년시절부터 한학을 하신터라 무엇보다 정신력이 강한 분이셨다. 자식뻘인데도 치료하는 선생이라고 깍듯이 대하시던 그 분의 예의는 세월을 넘어 지금도 기억에 뚜렷하다. 연로하셨지만 평생을 올바르게 살아 오신 분이라서 침의 효과도 빨랐던 것이라 생각되었다.

8년 전의 일이었는데 아직도 기억이 새롭다.
작년에는 아들을 통해 건강하게 잘 지내고 계시다는 소식을 들었다. 그 어르신이 아직도 생존해 계신지 궁금하다.

이야기.

열 넷

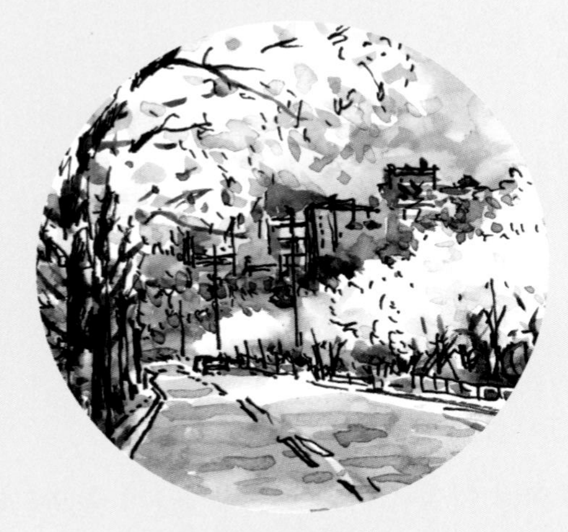

Painting. 박용대

주어진 삶에 최선을 다하고

찰나찰나마다 편안하기를 소망합니다.

주름이 펴져요?

10년 전, 요양 병원에 근무할 때였다.
야간에는 당직 근무를 하고 아침과 저녁에는 직원들이 출,퇴근하는 버스를 운전하는 분이 있었다.
70세가 넘었는데 얼굴은 주름이 가득했지만 늘 웃는 모습이었다. 당시 나는 병원 입원실을 숙소로 쓰고 있었던 터라 그 분과는 아침 저녁으로 자주 만나게 되었다. 직원 식당에 나란히 앉아 함께 식사를 할 때도 있었다.
어느 날 저녁 식사를 마치고 병원 현관에서 만났는데 허리가 아프다고 했다.
허리가 아픈 연유를 들어보았더니 오래 전, 물건을 들다가 허리를 삐끗했는데, 날씨가 흐리거나 몸이 힘들고 피로하면 허리가 묵직하게 누르듯이 아프다고 했다. 그럴 때마다 진통제를 먹으면서 견뎌 왔다고 했다.
그날은 진통제를 챙겨오지 않아 약을 먹지 못해 통증이 심해서 견디기 힘들다고 했다.

진료실로 들어가 허리에 침을 놓고 나서 허리를 움직여 보라고 했더니, 이리 저리 허리를 돌려보며 통증이 사라졌다고 했다. 감쪽같이 사라진 통증을 놀라워 하기에 다음에라도 허리가 아프면 침을 놓아달라고 해도 괜찮다고 했다.

그리고 이 분을 다시 한번 더 쳐다보았다. 그 나이의 다른 이들에 비해 얼굴에 주름이 많았다. 그 분의 얼굴 주름에 자꾸 눈길이 갔다.

침을 맞으면 얼굴의 주름살이 펴질 수 있으니 한번 맞아 보겠느냐고 물었다.

그리고 덧붙여 물었다.

양쪽 얼굴 모두 주름을 펴는 것이 아니라 먼저 오른쪽 얼굴의 주름을 편 후, 눈에 띄게 주름이 개선된 상태로 지내다가 1주일 정도 지난 후에 왼쪽 얼굴의 주름을 펴도 되겠는지 물었더니 흔쾌히 허락하셨다.

주름을 펴기 위해 침을 놓으면 그 즉시 눈에 띄게 얼굴 주름이 펴지는 것을 여러 차례 경험했다. 이분처럼 주름이 심한 얼굴도 침을 놓으면 분명 주름이 펴지리라 예상했다.

나는 그 분의 오른쪽 얼굴에 침을 놓았다. 침을 놓은 후 오른쪽 얼굴은 주름이 펴졌다. 왼쪽 얼굴은 주름이 가득한 채였다. 침술로 얼굴의 주름을 편 후 1주일의 시간이 지났다.

오른쪽 얼굴의 주름을 펴기 위해 침을 놓았는데 시간이 지나면 침을 놓지 않은 왼쪽 얼굴의 주름에 어떤 변화가 나타나는지를 알고 싶었는데, 1주일이 지나도 오른쪽의 주름은 펴진 채 였지만 침을 놓지 않았던 왼쪽 얼굴의 주름은 여전했다.

먼저 주름살이 가득한 얼굴을 스마트폰으로 찍었다. 사진을 찍은 후, 얼굴의 주름살을 펴기 위해서 목 주위의 경혈과 근육을 풀어주는 침을 놓고 이후에 얼굴 주름 하나 하나를 찾아 침을 놓았다.
침을 놓고나서 그 자리를 가볍게 만져주고 쓰다듬어 주었다.
치료를 한지 얼마 지나지 않아 주름으로 덮혀있던 오른쪽 얼굴의 주름은 거의 사라졌다.
오른쪽은 주름이 펴진 채로, 왼쪽은 주름이 있는 대로 10일 정도 출퇴근을 하고 교회에 나가고 사람들을 만났다. 만나는 사람들마다 어찌하여 얼굴이 그렇게 되었느냐고 묻더란다.
그때마다 침술로 얼굴의 주름을 폈다고 하니 한결같이 신기해 하더란다.
그 후, 다시 왼쪽 얼굴의 주름을 펴드렸다. 그분의 얼굴 주름을 펴주고 난 후, 몇 개월이 지나 나는 그 병원을 떠나왔다. 그때까지도 그 분의 얼굴은 주름이 펴진 채였다.
이 후 3년이 지나 통화를 하던 중 얼굴은 어떤지 물어 보았더니 침을 맞고 좋아진 상태가 그대로 유지되고 있다고 했다.
침으로 얼굴 주름을 펴주는 치료를 하면 좋은 점이 여러가지다. 얼굴에 침을 놓으면 얼굴이 탱글탱글해지는 것은 물론 머리가 맑아진다.
두통으로 고생하던 사람도 얼굴에 침을 놓게 되면 통증이 사라진다. 인체 오장육부의 모든 기운이 얼굴에 모이게 되는데 얼굴을 자극해 준다는 것은 오장육부의 기氣를 정화시키는 것과 같기 때문이다.
눈도 시원해지고 불면에 시달리던 사람은 얼굴에 침을 맞은 그날부터 숙면을 하게 된다. 얼굴이 고와질 뿐만 아니라 피부가 생기를 되찾는다.
양방 성형 수술은 코를 높이고 눈을 크게 하거나 쌍꺼풀을 만들어 주는 등 모양을 내는 것이 주류를 이루지만, 침술은 자신의 가장 좋은 모습을 드러내 주는 것이기 때문에 가장 자연스럽고 건강에도 크게 도움이 된다.

어느 성형외과 의사는 "넌 화장하니? 난 성형해!" 라는 제목의 책을 내기도 했다.
화장을 하듯 성형수술 하는 시대가 되었다. 아름다워지려는 것은 본능이다. 그리고 얼굴을 고쳐 자신감을 회복할 수 있다면 성형 수술을 부정적으로만 볼 것도 아니다. 그런데 길에서 만나는 젊은 여성들의 얼굴을 보면 모두들 큰 틀에서 얼굴들이 비슷하다는 것을 어렵지 않게 볼 수 있다. 코 모양은 거의 모두 비슷하게 닮았다는 느낌을 받게 된다. 연예인의 헤어스타일을 따라 하는 유행처럼 성형수술도 이와 다르지 않다.

나이들어 생기는 주름은 자연스런 신체의 변화지만, 주름은 내장이 힘을 잃어가고 있다는 외적으로 드러나는 표시다. 주름을 인생 계급장이라고도 하지만 주름진 얼굴을 원하는 사람은 아무도 없다.
세월이 가고 신체가 활기를 잃게 되어 생기는 것이 주름임에도 보톡스 주사를 맞거나, 주름을 없애기 위해 수술을 하게 된다

주름을 없애려고 칼로 찢은 다음 얼굴 피부를 양옆으로 당기는 수술을 한 후에 얼굴이 늘 가렵고 표정을 지을 때 마다 안면 근육이 잘 움직여지지 않아 화난 듯한 표정이 되는 부작용으로 고민하는 이들도 있다.
주름을 펴주는 약물을 얼굴에 주입하므로 여러 부작용이 생기기도 한다. 여러가지 방법으로 주름을 없애는 시도를 하지만 어쩔수 없이 부작용이 따른다.

침술 성형은 이와는 아주 다르다.

겉모양을 바꾸기 위해 인위적으로 조작을 하지 않는다.
눈을 크게 하기 위해 눈을 찢거나 코를 높이기 위해 보형물을 넣지 않는다.
오장육부의 기능을 정상화시키고 전신의 기혈 순환을 촉진시키는 것을 주요 목표로 한다.
얼굴은 오장육부의 꽃이다. 그리고 정기신혈精氣神血의 정화精華다. 얼굴은 정신과 육체의 총체적인 건강 상태를 나타낸다는 뜻이다.
몸안의 건강한 상태가 얼굴에 나타나게 하는 것이 침술 성형의 요체다.
침술 성형이라고 표현하지만 신체의 전체적인 기능을 최고의 상태로 유지시켜 주는 전신 치료라고 보는 것이 더 적합한 표현이다.

침술로 오장육부를 최상의 상태로 만들어 내장의 건강이 얼굴로 나타나게 하는 것이 침술 성형이다.
얼굴이 아름답고 빛나 보이는 이면에는 오장육부의 아름다움이 조화를 이루고 있는 것이다.
나와 다른 누구의 얼굴을 모방하는 것이 아니라 자신만의 자연스러운 아름다움과 최고의 건강 상태를 추구하는 것이 침술 성형이다.
몸과 마음이 조화를 이루고 정신과 육체가 이상적인 건강을 갖춘 아름다운 모습을 목표로 하는 것은 침술 성형만의 독특한 매력이 아닐 수 없다.

이야기.

열 다섯

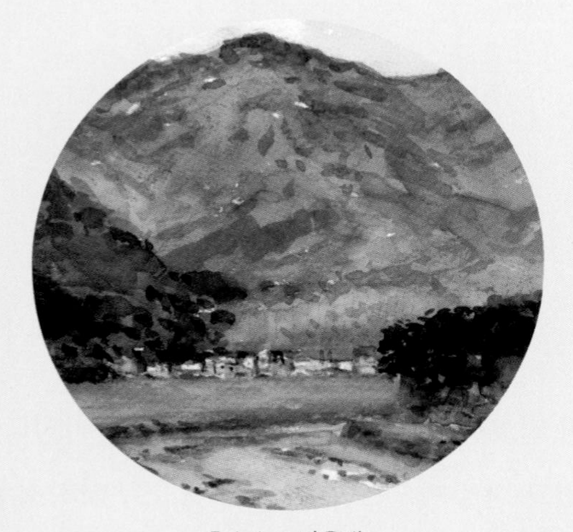

Painting. 박용대

언제나 깨어있는 눈과 마음으로

시간을 경영하리라는 수없는 다짐을 해 봅니다.

목발을 던지다

목발을 짚은 여자분이 진료실을 찾아온 것은 벌써 5년 전이었다.
나이는 50대 후반이었고 걸을 때면 오른쪽 무릎이 구부러지지 않았다. 오른쪽 다리를 질질 끌며 걸었다.
목발이 없으면 몇 발짝 걷지 못했다.
아픈 무릎 때문에 걷지 못해 병원에 갔는데, 허리에서 다리로 내려가는 신경이 눌린 것이 원인이라서 수술을 하면 낫는다고 하여 허리 수술을 세번이나 했는데도 걸을 수가 없다고 했다.
재혼을 한지 3년이 되었는데 그 동안 세 번이나 허리 수술을 하는 바람에 병원비가 많이 들어가서 남편에게는 미안해서 아프다는 말도 하지 못한다고 했다. 그러나 걷지 못하니 아픈 것을 숨길 수도 없기에 더 힘들다고 했다.
허리수술을 세번이나 했는데도 무릎을 구부릴 수도 없고, 허리부터 좌우 무릎 뒤까지 저리고 아파 앉기도 힘들다고 했다. 허리와 다리가 너무 아파 밤에는 잠을 잘 수도 없다고 했다.

몸은 아프고 돈은 없고 비싼 수술을 했는데도 허리는 낫지 않고 무릎이 아파 목발이 없으면 몇 발짝도 걸을 수 없는 자신의 신세가 너무도 서글퍼 죽을 생각만 하고 있던 차, 미용실에 갔다가 여기서 치료를 받고 나았다는 사람이 소개해 찾아오게 되었다고 했다.

허리가 아프고 걸음을 걷기 힘들고 다리가 아프다고 하니 지난 날 내가 아팠던 날들이 필름처럼 스쳐 지나갔다. 나도 저랬다.

'아픈 것을 어떻게 말로 다 표현 할 수 있을까' 싶은 마음에 측은한 마음까지 들었다.

치료베드에 엎드리게 하고 허리와 골반의 상태를 보니 근육이 돌덩이처럼 굳어 있었다. 둔부를 따라 다리로 내려가면서 허벅지에도 여러 군데 근육이 뭉쳐 있었다.

그 동안 치료했던 경험으로 보아 근육이 뭉쳐있는 곳을 풀어주고, 통증이 심한 곳에 침을 놓으면 활동하기 쉬워진다는 것을 알게 되었던 터라 침을 놓고 나면 걷는 것이 한결 편해질 것을 기대하고 침을 놓았다.

허리에 침을 놓고 나서 침대에서 내려와서 걸어보게 했다. 침을 놓기 전에는 목발을 짚고서야 걸을 수 있었는데 침을 놓은 후에는 목발없이도 침을 놓기 전보다 더 잘 걸었다.

침을 놓는데 걸린 시간이라야 불과 5분 이내였다.

본인도 허리 통증과 다리가 땡기는 것이 덜하다고 했다. 침을 맞기 전에 찡그렸던 얼굴도 밝은 기색이 들어 보였다. 이어서 허벅지와 무릎과 종아리에 침을 놓았다. 일어나서 다시 걸어보라고 했다.

목발을 짚지 않고 처음보다 더 빠르게 걸었다. 걸음도 더 편해 보였다.

목발없이 걷는 자신이 신기한 듯 눈물을 흘리며 고맙다고 인사를 했다.
이런 분을 치료할 때마다 드는 생각이 있다.
허리가 아프고 다리가 땡기고 걷지 못한다고 해서 모두 수술을 해야 하는 것은 아니다.
설령 수술을 한다고 해도 이분처럼 허리가 아파서 걸을 수 없게 된 경우를 수없이 보아 왔다.
허리가 아프다고 수술부터 먼저 하는 것이 능사가 아니다.
병원에서 허리디스크라든가 협착증이라는 진단을 받은 후 수술을 권유받았지만, 수술을 하지 않고 자연 의학적으로 치료하기 원하는 경우 침술로 충분히 회복되는 사례가 흔하다
근육이 뭉치게 되면 주변의 조직이 경직되어 통증이 나타나게 된다. 이럴 경우 수술은 올바른 치료가 아니다.

근육이 뭉쳐서 아픈 것이기 때문에 수술로 치료될 수 없다.
오랜만에 운동을 하고 나면 온몸이 결리고 쑤시고 아프게 되는데 이것은 평소 근육을 쓰지 않다가 갑자기 쓰고 난 뒤에 근육통이 생겼기 때문이다. 운동을 한 후 근육통이 생겼다고 수술을 하지는 않는다. 이런 근육통은 시간이 지나면 회복되기 때문이다.
운동 후에 생기는 근육통은 시간이 지나면 저절로 낫지만, 이와 달리 허리와 엉치의 근육이 여러 가지 이유로 풀리지 않은채 통증이 지속되면 문제가 생기게 된다.

물건을 들다 허리가 삐끗하여 통증이 없어지지 않거나, 과로한 뒤에 아팠던

허리가 낫지않고 지속되거나, 설사나 변비로 아팠던 허리가 시간이 지나도 낫지 않는 등 여러 이유로 통증이 오래 지속된다고 수술을 하는 것은 올바른 치료는 아니다.
이건 근육이 뭉친 것이 통증을 일으키는 원인이기 때문에 근육을 풀어주면 통증도 없어지게 된다.

근육이 뭉친 것이 원인인 통증을 치료하려고 수술을 한다해도 통증이 없어지지 않는다는 것은 수술이 올바른 치료가 아니라는 것이다. 허리 디스크 또는 척추 협착증 = 수술, 이 공식이 계속 이어져서는 안 된다.

이 여성은 허리와 엉치의 통증을 치료하기 위해 세 차례나 허리 수술을 했지만, 여전히 심한 통증에 시달려야만 했고, 목발에 의지하여 겨우 걸을 수 밖에 없었지만, 단 한 차례의 침술 치료로 목발없이 걸을 수 있었던 것은 허리와 엉치와 무릎의 뭉친 곳에 침을 놓아 근육을 풀어 주었던 것 뿐이다.
침을 놓아 근육을 풀어주었더니 통증이 사라지게 되었고 목발도 짚지않고 걷게 되었던 것이다.

이처럼 통증을 쉽게 치료할 수 있는데도 값비싼 장비로 그럴듯하게 검사하고 진단을 내린 다음 무슨 대단한 일이라도 벌이듯 수술을 한다는 것이 나로서는 납득하기 어렵다.
수술 후에도 통증이 사라지지 않는 것은 근육이 뭉친 것이 오래되어 생긴 통증은 수술로 치료되지 않는다는 것이다.
수술로 통증이 사라지기를 기대했던 환자를 경제적으로, 정신적으로 더 어렵게 만들뿐이다.

통증 없이 건강하게 살고자 한다면 통증을 일으키는 원인을 제거하는 것이 바람직하다. 값비싼 장비를 동원하여 물리 치료를 하거나, 수술을 하더라도 뭉친 근육으로 생겨난 허리통증을 치료하긴 어렵다. 이보다는 침 시술을 통해 근원적으로 통증을 제거하는 것이 훨씬 효과적이다.
근육이나 피부의 통증이 나타나는 곳에 침을 찌르면 통증이 생기게 되는데 이 때 뇌가 통증을 감지하게 된다.
잠자코 있던 뇌가 순간적으로 전기적 활성을 띄게 되고, 침으로 자극받고 있는 부위에 생체조절 물질을 분비하라는 명령을 전달하게 되어 통증이 사라지는 일련의 시스템이 침술치료의 뇌과학적 기전이라고 본다.
이는 침을 놓은 뒤 침을 꽂은 채 두지 않고 침을 놓자마자 바로 빼는 방법으로 시술하면 통증이 빠르게 사라지기 때문이다.

몸에 침이 꽂힐 때 따끔한 통증을 느끼고 나면 침을 맞았던 자리의 통증이 곧바로 사라지는 것으로 미루어, 뇌가 침시술의 통증을 인지하는 순간, 침을 놓았던 자리에 통증을 사라지게 하는 생체조절 물질을 분비하라는 명령을 내린 것이라 가늠할 수 있다.

통증을 없애는데 침술이 진통제보다 훨씬 효과가 뛰어나다는 것도 이런 이유에서다. 진통제는 먹고 나면 소화, 흡수하는데 시간이 걸리지만, 침은 시술 즉시 통증이 멎게 된다. 진통제는 먹을 수록 습관성이 되지만, 침술은 습관성이나 부작용이 없기 때문에 통증을 없애는데는 침술이 더 나은 치료방법이라 할 수 있다.

또 허리통증으로 허리에 침을 맞으면 아픈 허리가 낫게 될 뿐 아니라, 신장과 방광의 기능이 좋아지는 결과를 얻게 되어 내장의 기능이 개선되는 부차적인 이익을 얻게 된다.
통증을 치료해 온 세월이 쌓이면서 다져진 침술은 현대의학이 해결하지 못하는 영역에서 그 진가를 드러내고 있다.

이야기.

열 여섯

Painting. 박용대

무수한 인연이 오가며 쌓인 사연이

삶의 페이지를 빼곡히 채워 넣습니다.

허리뼈가 바르게 되었어요

60대 초반의 여성이 진료실을 찾아 온 것은 3년 전이었다.
진료 접수를 하려고 서 있는 자세를 보니 엉덩이를 뒤로 뺀 채 엉거주춤하게 서 있었다.
허리가 아픈지는 오래 되었는데 얼마 전부터 허리가 잘 펴지지 않는다고 했다. 허리를 구부렸다가 일어서려고 하면 허리가 바로 펴지지 않는다고 했다.
여기 저기 다니며 치료를 받았는데 치료를 할 때는 좀 괜찮다가 다시 아프기를 반복한다고 했다.
치료 베드에 눕히고 허리를 보니 허리뼈가 좌우로 틀어지고 뒤로 튀어나와 있었다. 지실부위를 눌러 보면 허리의 힘이 어느 정도인지 알수 있는데, 중간 정도의 강도로 눌렀는데 '악' 하고 소리를 질렀다.
목뼈부터 꼬리뼈까지 척추 전체를 하나 하나 누르면서 진찰을 해보니 만지는 곳마다 아프다고 했다.

복부를 눌러 보니 복근의 힘이 아주 약했다. 복근은 허리를 지탱하는데 아주 중요하다. 복부 안에 자리잡고 있는 장요근이 튼튼한 경우 허리가 유연하고 강한 힘을 낼 수 있다.

복직근은 골반을 척추와 강하게 붙들어 고정해 주는 근육이다. 허리가 아픈 사람들은 복근이 약한 것이 거의 공통적이다. 변비나 설사가 지속되거나 소화력이 약해지는 것도 허리 통증을 일으키는 원인이 될 수 있다.

허리가 아프다고 MRI나 CT 검사로 요추 협착증이나 허리 디스크라고 진단한 후, 수술을 하게 되는데 수술을 하고 난 뒤에도 허리의 통증이 없어지지 않고 계속 남아있는 것은 내장 기능이 저하된 것이 원인일 수도 있다.

이 환자는 자신이 소화력도 약하고 장의 기능도 좋지 않다고 했다.

교통사고로 경추를 다친 후 전신 마비가 된 사람을 24 시간 간호하는 일을 지금까지 10년 넘게 해오고 있다고 했다.

매일 환자를 침대에서 내려서 목욕을 시키고 다시 침대에 뉘고, 아침 점심 저녁 하루 세끼를 챙겨서 떠 먹여줘야 하는 것은 물론이고 밤이든 낮이든 가래가 기도를 막아 숨을 쉬지 못하게 되면 기구를 써서 가래를 뽑아내 줘야 하고, 대소변을 받아내야 하고 환자가 원하는 TV 채널을 맞춰줘야 하는 등 자신의 하루 24 시간은 온통 환자를 돌보는 일이라고 했다.

한 달에 한번은 환자를 차에 태워 병원에 데려가 검사를 하고 처방을 받아야 하는 일도 자신의 몫이라고 했다. 환자의 불평과 불만을 들어줘야 하는 것도 오롯이 자신의 몫이라며 늘 누워서 지내는 환자다보니 시시로 응급 상황이 생기는데 이럴 때는 비상이 걸린다고 했다.

누구의 도움도 없이 여자 혼자서 자신의 몸무게보다 더 무거운 남자를 일으키고 눕히는 일은 중노동보다 더 고된 일이라 했다.

사정이 이렇다 보니 제대로 휴식할 수도 없고, 시간에 맞춰 일정한 시간 운동하는 것은 상상도 못한다고 했다. 육체적으로 힘들 뿐 아니라 정신적으로 늘 긴장된 상태로 지내다 보니 심신이 모두 지친 상태였다.

허리 통증과 손목과 팔꿈치, 손가락 등의 관절이 아픈 것은 육체적인 고통이라 할 수 있지만, 모든 것이 귀찮아지고 몸을 움직일 의욕도, 또 그럴 힘도 없다고 말하는 것을 들어보면 정신과 마음까지 상해 있었다.

이 분을 위한 치료는 몸의 통증만이 아니라 정신적 아픔도 위로해 주고 다스려야 했다. 우선 석 달 동안 목, 허리, 복부를 치료하기로 했다.

허리가 아픈 정도도 심하고 좌우로 틀어졌으며 또 허리뼈가 뒤로 튀어나온 것이 눈으로도 확인이 될 뿐더러 본인이 스스로 만져봐도 허리뼈가 튀어 나온 것을 알 수 있다고 할 정도로 상태가 나빴다.

이 분과 같이 척추가 구조적으로 문제가 있는 경우, 장기적으로 치료를 지속하기 위해서는 단기 목표가 필요하다. 우선 석 달 동안 매일 치료해 보자고 했다. 나는 허리나 무릎의 통증이 오래된 분들에게 석 달 동안 치료해 보기를 권한다.

만성적인 통증으로 찾아 오는 분들을 치료해 왔던 경험으로 미뤄보면 오랜 기간 통증을 겪고 있다 하더라도 석 달 정도 치료를 하게 되면 향 후 얼마나 더 치료해야 할 지 짐작할 수 있기 때문이다.

이 분보다 상태가 더 좋지 않았던 환자가 생각났다. 그 분은 나를 처음 찾아왔을 때 64세였고 30년 넘게 허리 디스크와 협착증으로 고생이 심한 상태였다. 나를 찾아왔을 때 50미터도 채 걷지 못했다.

치료를 위해 베드에 엎드리면 허리 부위가 위로 툭 불거졌다. 걸을 때는 허리가 뒤로 젖혀졌고 양쪽 다리는 저리고 아파서 보행이 힘들었다.

일요일을 제외하고 1년 동안 매일 치료를 하고 나니, 500 미터를 걸어도 괜찮다고 했다.
그 후 일주일에 3회씩 1년 더 치료한 뒤에는 아프지 않고 걷게 되었을 뿐 아니라, 빨리 걷다가 발목을 삐게 되었다며 침을 맞으러 오기도 했다. 그 분에 비하면 이 분은 상태가 그나마 나은 편이다.
어려운 환자를 치료한 경험은 그와 비슷하거나 더 심한 경우의 환자를 만나게 되면, 치료 경험이 큰 지침이 되고 자신감을 안겨주게 되어 당당한 마음으로 치료에 임할 수 있게 된다.
침 치료를 할 때 어떨 때는 강한 자극이 필요할 경우가 있다. 이분의 경우가 그랬다. 다행하게도 이 분은 강한 자극을 잘 참았다.
특히 허리가 삐뚤어지거나 허리뼈가 후방으로 튀어나온 것을 치료할 때는 보통 침을 놓을 때보다 더 강하게 침을 놓아야 한다.
이 분은 침을 잘 맞는 편이었다. 침을 놓을 때 좀더 세게 놓고 나서 아프지 않았는지 물어보면 참을 만 하다고 했다.
매일 치료를 했는데 침을 맞고 난 뒤, 두 세 시간은 편하다고 했다. 일주일 지난 뒤에는 편한 시간이 두 배로 늘었다고 했다. 한달쯤 지난 뒤 부터 허리통증이 줄었다고 했다. 석 달이 지난 뒤에는 침을 맞고 나면 하룻동안 아프지 않다고 했다.
하루가 지나고 침을 맞으려고 나설 때 쯤이면 허리가 조금씩 아파진다고 했다.
처음 애기한대로 치료한 지 석 달이 지나 침의 효과를 스스로 알고 난 이후 일주일에 2~3회 계속 치료를 했다.
그 후 일년 넘게 치료를 한 뒤에는 후방으로 튀어 나왔던 요추부위가 제자리로 돌아가게 되었는데, 본인도 허리가 편해졌다고 했다.
예순살이 넘었고 허리뼈가 변형되었을지라도 지속적으로 치료를 하니 허리뼈가 제자리로 돌아오는 것을 확인했다. 나이가 젊을수록 치료가 쉽게 되는 것은 사실이다.
그런데 나이가 많아도 체계적으로 꾸준하게 치료를 하면 허리가 아무리 아프다고 해도 치료가 된다는 귀중한 경험을 하게 되었다.

이야기.

열 일곱

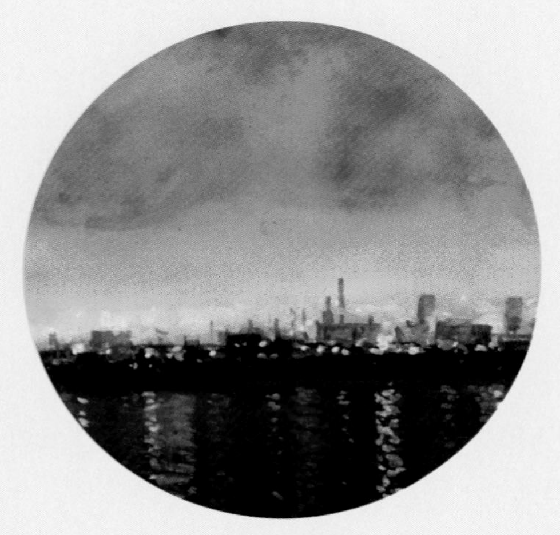

Painting. 박용대

우리의 삶은 언제나 무엇인가를

선택해야 하는 시간의 연속입니다.

수술이 필요없어졌어요

진료를 끝내고 외부에 나갔다가 들어오니 어떤 사람이 한의원 마당으로 들어서서 한의원 입구로 다가가고 있었다.

뒤에서 쳐다보니 걷는 모습이 무척 힘들어 보였다. 몸은 오른쪽으로 기울어졌고 걸음걸이가 부자연스러운 것이 한 걸음 한 걸음 겨우 내딛는 것이었다. 아픈 허리를 부여잡고 겨우 겨우 걷고 있는 것이 눈에 들어왔다.

진료실로 안내한 후 허리를 살펴보니 목에서 시작하여 꼬리뼈까지 내려오는 척추가 좌우로 심하게 틀어져 있었다.

50대 후반인데 본인의 말로는 척추 측만증이 오래되었다고 했다. 군대 생활을 할 때부터 허리가 틀어졌다는 얘기를 들었다고. 훈련을 하거나 일상적인 생활을 하는데는 큰 어려움이 없어서 무사히 군대 생활을 했단다. 그 때도 여러 날 훈련을 하거나 작업을 무리하게 한 경우에는 허리가 아팠단다.

허리가 틀어지긴 했어도 지금까지 그냥저냥 지내왔다고 한다. 일을 하지 못할 정도로 허리가 아플때면 며칠씩 병원에 가서 주사를 맞고 물리 치료를 받았다고 했다.
그렇게 며칠 치료를 하면 허리가 아프긴 해도 다시 일을 할수 있었다고.
그런데 이번에는 할 일이 많아서 한 달 정도 무리하게 일을 했다고 한다.
자기가 하는 일은 다른 사람이 도와줄 수도 없는 일일 뿐더러 주변사람들과 마찰을 빚으면서 스트레스를 심하게 받았다고 했다.
예전 같으면 허리가 아플 때마다 진통제를 먹거나 병원에 가서 주사를 맞으면 괜찮았는데 이번에는 진통제를 먹어도, 주사를 맞아도 병원에서 물리 치료를 받아도 좀처럼 아픈 허리가 낫지 않고 점점 더 아파서 움직일 수가 없는 지경이 되었다고 했다.
아픈 허리도 허리지만 양쪽 다리가 저리고 당겨서 걸을 수가 없으니 더 고통스럽다고 했다. 그래서 큰 병원에 가서 진찰을 해 보니 허리뼈에 협착증이 심해 수술을 하지 않으면 허리통증도 통증이지만 걸을 수 없게 될수도 있다는 진단을 받았다고 했다.
사정이 그러함에도 하고 있는 일을 다른 사람에게 맡길수 없는 형편이라 수술하지 않고 퇴원을 했단다. 그러나 통증을 참을 수 없어 수소문하던 중, 여기 오면 허리를 고칠 수 있다고 해서 찾아왔다고 했다.
진찰을 해보니 등 부위부터 허리로 이어지는 척추가 틀어져 휘어 있고 목뼈도 틀어져 있었다. 목뼈에서 등을 거쳐 허리, 그리고 엉치뼈까지 만지는 곳마다 아프다고 소리를 질렀다.
목과 등 전체 허리를 감싸고 있는 근육이 모두 굳어 있었다. '사람의 몸이 굳어지면 이렇게까지 딱딱해질 수 있을까' 싶을 정도로 경직되어 있었다.
본인은 움직일 수 없을 정도로 허리가 아프고, 또 양 다리가 저리고 아파 걸을 수가 없을 정도라 해서, 목과 어깨를 만져 보니 그 부위의 근육도 굳어 있어 본인은 느끼지 못하지만 어깨와 목도 시간이 지나면 상당한 통증을 느낄 것이라고 알려 주었다.

허리 통증을 치료하기 위해서 목뼈를 바르게 해 주는 것은 참으로 중요하다.
이 분의 허리 통증을 해결하기 위해 먼저 목 부위에 침을 놓았다. 목뼈 좌우로 만져지는 경결된 부위 즉, 근육이 뭉쳐져 있는 부위에 침을 놓고 나서 잠시 후 침대에서 내려와 허리가 어떤지 느껴 보라고 했더니 허리가 아프기는 한데 조금 덜 한 것 같다고 했다.
이번에는 좌우 견갑골을 잇는 선을 그었을 때 척추의 가운데 부위와 만나게 되는 지점과 또 그 지점의 바로 아래 부위를 따라 만져 나가보니 통증이 심한 곳이 있었다.
이 부위에 다시 침을 놓은 후 허리가 어떤지 한번 더 느껴보라고 했더니 아까보다는 통증이 좀더 덜해지는 것 같다고 했다.
그 다음에 허리와 엉치가 이어지는 좌우 두 곳 중에 우측 엉치부위를 누르니 '악' 하는 소리를 질렀다. 이렇게 반응이 나타나는 곳에 침을 놓을 때는 다른 곳 보다 좀 더 강하게 침을 놓는다.
허리가 아픈 경우에는 반드시 통증이 나타나는 곳을 찾아서 침을 놓아야 한다.
이곳에 강하게 침을 놓은 후 내려와서 움직여 보라고 했다.
환자는 허리와 엉치의 통증이 줄었다며 허리를 펴고 일어섰다. 걸음도 아까보다는 편하게 걸었다.
허리에 통증이 있을 때 통증을 느끼는 곳을 만져보면 마치 딱딱한 무엇인가가 들어있는 듯 해서 조금만 주의를 집중하면 손으로 느낄 수 있었다.
이런 경직된 조직에 침을 놓은 후, 다시 그곳을 만져보면 딱딱하던 것이 금새 부드러워진다. 이렇게 딱딱하던 곳이 부드러워지면 허리가 아파 신음소리를 내던 사람도 통증이 훨씬 줄어든다고 한다.
허리를 처음 삐거나 다친 경우에는 빠르게 효과가 나타난다. 침을 놓고 난 후 곧바로 허리를 펴고 일어나면 통증이 거의 사라지는 것을 경험한다.
이것은 허리뼈가 고장이 나서 아픈 것이 아니라 허리와 엉치를 감싸고 있는 근육이 긴장되거나 위축되어 통증이 나타나게 되는 것이다.
근육은 굳어지면 통증이 생기는 것이다. 과로하거나 정서적으로 심한 스트레스를 받게되면 근육이 긴장을 하게 되고 이런 긴장상태의 근육을 풀어주지 않으면 시간이 지나면서 점점 더 긴장이 쌓여 근육이 굳어지고 근육은 통증으로 그 반응이 나타나는 것이다.
이렇게 근육이 긴장되어 굳어져서 통증이 생겼을 때 침으로 자극을 하면 굳어진 근육이 풀어지는 것이다.
운동을 하지 않던 사람이 갑자기 운동을 하거나 오랫만에 등산을 한 후 근육통이 생기는 것은 근육이 긴장된 상태가 풀어지지 않았기 때문이다. 이럴때 근육통이 생긴 장단지나 허벅지를 손으로 만져주면 통증이 감소된다.
또 맛사지를 해줘도 통증이 심한 허벅지나 장단지가 덜 아프다.
침을 놓으면 손으로 만져주거나 맛사지를 하는 것보다 몇 배 빠르게 통증이 없어진다.
허리가 아프면 누구나 허리뼈 즉, 척추가 고장이 나서 아픈 것이라 생각한다.
또 허리가 아파서 병원에 가면 엑스레이나 MRI 검사를 하여 허리가 고장이 났으니 수술을 해야 된다는 말을 듣게 되는데 그렇게 되면, 허리뼈가 잘못되어 '수술을 해야 하는가' 하고 생각하기 쉽다. 그래서 수술을 받는 경우가 허다하다.

예를들면 교통사고의 충격으로 뼈가 부러지거나 또는 다른 이유로 뼈가 부러지는 경우에는 수술을 해야 하겠지만, 뼈가 부러지지 않고 단지 허리 디스크나 협착증이나 측만증 등으로 허리가 아플 경우에는 수술이 능사가 아니다.

이런 종류의 통증은 거의 대부분 허리통증이 생기게 되는 원인이 허리를 감싸고 있는 허리 주변의 근육이나 인대가 긴장되어 통증이 유발되는 경우가 대부분이다.

이런 경우 수술부터 먼저 하는 것이 아니라 통증을 유발하는 원인을 해결하는 것이 먼저다.

근육의 긴장과 과로 그리고 나이가 들어가면 근육의 힘이 부족해져서 통증이 생긴 것이므로 이를 우선 해결해야 한다. 근육이 긴장되어 생긴 통증에는 침을 놓는 것이 가장 빠른 해결책이다.

이 환자분의 경우, 처음 한 달간은 일주일에 3~4회 치료를 했다.

허리가 아파 병원에 갔을 때 함께 진료를 받던 사람은 병원의 권유대로 허리 수술을 했는데도, 계속 아프다고 하는데 본인은 한 달 치료로 통증이 거의 없어졌다고 했다. 수술하지 않은 것이 아주 잘한 선택이라고 스스로 자랑하는 모습이 그저 기분좋게 보였다.

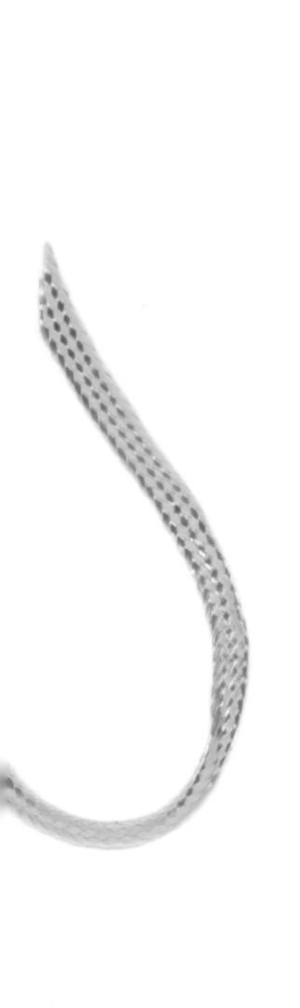

이야기.

열 여덟

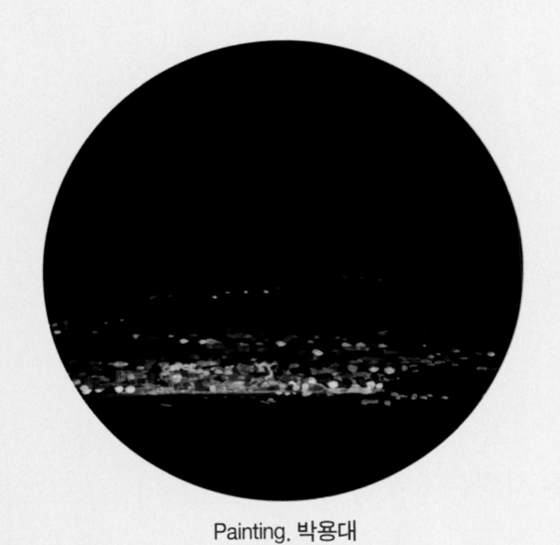

Painting. 박용대

양보와 희생, 배려를 선택했을 때

더 값진 결과물이 나옵니다.

내 딸처럼, 내 아이처럼

4년 전이었다.

지인의 소개로 찾아온 사람은 오랫동안 고질적인 허리통증으로 고생이 많았다고 했다.

정형외과에서는 디스크가 심하니 수술을 해야 한다고 했는데 허리를 수술하지 않고 자연요법으로 고치고자 여러 곳에서 침술 치료를 받았는데 잘 낫지 않았다고 했다. 그러나 자신은 서양의학적인 방법보다 한방을 선호한다고 했다.

운좋게 단 한번 침을 맞은 후 허리가 낫게 되어 고맙다고 몇 번이나 인사를 하던 분이 있었는데 그 분한테서 전화가 왔다.

그분에게는 스물 한 살 된 딸이 있는데 초등학교 저학년 때 같은 반 아이들로부터 따돌림을 받은 뒤부터 불안 신경증 증세를 보이기 시작했는데, 대인기

피증도 있다고 했다.
식구들과도 말을 하지 않을 때가 많다고 했다 . 그나마 아버지인 본인과는 말을 주고받는다고 했다. 그때부터 지금까지 정신과 약을 먹고 있다고 했다.
대학에 들어간 후엔 상태가 나빠져 다니던 학교를 휴학하고 집에서 쉬고 있다고 했다.
그 딸아이가 최근들어 예전에 없던 폭력성을 드러낸다고 했다. 갑자기 아버지에게 달려들어 때리기도 하고 소리를 질러대고, 식구들에게도 욕을 한다고 했다.
지금까지 다니던 정신과 병원의 담당 선생님과 상의를 했는데, 마땅한 치료방법은 없으며 현재로서는 입원해서 치료해야 하는 것이 최선이라고 했다고.
그런 까닭에 아이를 입원시키기 전에 한의원에서 정신과 질환도 치료를 할 수 있는지 물어왔다.
환자를 보고 나서 판단해야 할 것 같아 딸을 데리고 한의원으로 오게 했다. 부모와 함께 찾아 온 그 여학생을 진료실에서 만났다. 얼굴은 초췌하고 핏기가 없어 누가 봐도 한 눈에 병자라는 것을 알 수 있었다.
어깨가 올라가 있고 등은 구부정하고 걸음은 뒤뚱거리며 바르게 걷지 못했다. 초점이 흐린 눈은 사람을 바로 쳐다 보지 않았다.
여기 저기 자꾸 눈을 돌리고 무엇인가를 살피는 것이 왠지 불안해 보였다. 두 팔은 연신 가늘게 떨고 있었다.
이름을 물어봤는데 듣는 둥 마는 둥, 아무런 반응이 없다. 전공이 뭐냐고 물어도, 오늘 아침에 일어나서 기분이 어땠느냐고 물어도 들은 척도 않는다.
진료실에 함께 있던 어머니가 "딸 아이는 누가 무슨 말을 해도 대답을 잘 하

지 않는다"고 내게 설명을 해주었다
치료를 받아야 할 학생과 대화를 할 수 없었다. 아버지가 학생의 상태를 설명해 주었다. 딸이 병이 난 뒤부터 딸을 치료하기 위해 정신과 공부를 많이 하게 되었다고 했다.
오랜 기간 공부하다보니 아버지는 전문가 못지 않은 지식을 가지고 있었다.
불안 신경증을 포함한 여러 정신 증상에 대한 지식이 해박했다.
전통적인 정신 질환의 내용과 치료 뿐만 아니라 최근의 의학 동향에 대해서도 폭넓은 정보를 가지고 있었다. 그리고 날로 폭력적으로 변해가는 아이에 대한 다음 치료가 정신과 병원에 입원해야 한다는 것도 알고 있었다.
정신과에 입원하게 되면 안정제를 먹이거나 주사로 기운을 억제하여 무기력하게 잠만 자게 하는 것이 유일한 치료라는 것도 알고 있었다.
그런 상태로 시간이 흐르면 날뛰고 소리치는 폭력성이야 잦아들겠지만 아이는 정상적인 일상으로 돌아오지 못한 채 병원에서 지내야 한다는 것도 알고 있었다.
진료실에서 내가 뭐라고 말을 하더라도 그 학생은 나와는 대화를 하지 않으려 했다. 아버지가 말을 하면 겨우 몇 마디 하기는 하는데, 옆에서 들어봐도 무슨 말인지 알아 들을 수 없을 정도로 기운이 없어 보였다.
스물 한살의 나이로는 너무 기력이 떨어져 있었다. 스물 한살이면 한창 원기왕성한 나이다. 그토록 혈기왕성할 나이지만 내 앞에 앉아있는 이 아이는 한마디로 기氣 와 혈血이 모두 극도로 떨어진 상태였다.
오랜 기간 정신과 약을 복용해서인지 흐릿한 눈동자는 간기肝氣가 울결된 상태를 나타내고 있었다. 소리를 지르고 폭력적인 행동이 나오는 것은 간肝의 기운이 안정을 잃었기 때문이다. 내부에 쌓인 분노는 간肝을 손상시킨다. 간

肝이 손상되면 분노를 조절하는 기능을 잃게 된다. 이런 악순환이 계속되면 몸은 걷잡을 수 없이 나빠진다

『황제 내경』에 '폭노爆怒는 상간傷肝' 한다는 구절이 있다.

즉 급격하게 화를 내거나 분노를 터뜨리면 간이 손상된다는 뜻이다.

이는 자주 화를 내면 간이 손상된다는 의미이기도 하다.

한방 이론에서는 간은 근육의 상태와 밀접한 관련이 있는데, 이 학생은 근육이 부족한 정도를 지나 팔과 등에 있는 근육들이 말라 버린 듯 뼈에 겨우 근육이 붙어 있는 듯했다.

밤에는 잠을 자지않고 소리를 지르고 아버지를 때리고 소동을 부린다고 한다. 간의 기운이 안정이 되어야 수면을 취할 수 있는데 간이 흥분되어 있으니 잠을 잘 수가 없는 것이다.

몸은 정신과 따로 떨어져 있지 않다. 심즉신心即身이라고 했다.

우리가 흔히 쓰고 있는 '정신' 이라는 말을 한의학적으로 풀어보면, 정精은 곧 신장과 관련이 있고, 신神은 심장과 연관이 있는데 정신이 건강하다는 것은 신장의 수水기운과 심장의 화火의 기운이 잘 조화된 상태를 일컫는 말이다.

자연계에서 물은 아래로 흐른다. 그리고 불은 위로 치솟는 성질이 있다.

인체에서는 이와는 달리 신장의 수水기운은 발에서 머리를 향해 위로 올라가고 심장의 화火의 기운은 가슴, 즉 위에서 아래로 내려오게 된다. 이런 수기와 화기의 조화가 깨지면 건강에 문제가 생기게 된다. 정신에 문제가 생긴다는 것은 알고 보면 신장의 수기와 심장의 화기의 조화가 깨진 결과임을 알 수 있다.

우리는 보통 정신 질환이라고 하면 정신이나 마음 또는 생각이나 사고思考 작

용과 같은 비물질적인 것이 잘못된 것으로 알기 쉽다.
하지만, 정신은 인체의 오장육부 가운데 신장과 심장의 기능의 부조화에서 기인된 것으로 보는 한의학적인 해석이 옳은 것이다.
한의학 이론 가운데 인체의 오장과 우리의 정서적인 현상인 오감五感 또는 칠정七情은 상호 밀접한 관련이 있다고 한다.
예컨대 지나친 두려운 감정은 신장의 기능을 떨어뜨리고, 지나치게 기뻐하면 심장의 기능이 손상된다. 생각을 지나치게 하면 비위 소화기능이 나빠지고 지나친 슬픈 감정은 폐의 기능을 나쁘게 한다.
우리의 감정과 정서적인 작용은 직접적으로 인체의 오장육부에 영향을 미치게 되는 것이다. 우리가 느끼는 희노애락이라는 갖가지 감정이 인체 오장육부에 직접적으로 영향을 미치는 것이다.
이런 면에서 감정을 잘 다스리는 것과 정서적인 안정은 곧 건강한 신체를 유지하는 지름길이다. 이와 반대로 정신이 잘못된 것은 그 정신과 연관이 있는 오장육부를 치료하면 정신이 치료된다.
이 학생은 말을 할 때마다 코가 막혀 코맹맹이 소리를 했다. 이는 목뼈가 틀어진 탓이다, 또한 얼굴도 비대칭이었다. 얼굴이 비뚤어진 것은 경추가 고장났기 때문이다. 이 때 치료 전에 사진을 찍어두면 치료 후에는 얼굴이 치료전과는 달리 안면의 대칭이 된 것을 볼 수 있게 된다.
코에 생기는 비염도 목뼈가 잘못되어 생기는데, 코 맹맹이 소리가 나는 것은 폐 기능도 나쁘지만 폐의 기능이 떨어지면 대장이 나빠져 대장에 숙변이 많이 쌓여 있다는 것을 알려주는 신호이기도 했다.
내가 무엇을 물어봐도 쳐다보지도 않았고 대답도 하지 않았지만, 다행하게도 침을 맞는 것은 거부하지 않았다.

침 치료를 하기 전에 학생을 쳐다보고 이야기를 했다.
"그 동안 많이 힘들었지. 내가 최선을 다해서 치료할테니, 너도 치료하면 좋아질 것이다 생각하고 서로 잘 해보자. 아픈 지 10년이 넘었지만 치료하면 지금보다 더 좋아지고, 학교도 다시 갈수 있으니까 희망을 가지고 한번 해 보자."
내가 건네는 말에 대답은 하지 않았지만 이 때 아이의 마음은 느낄 수 있었다.
'아이가 그 동안 얼마나 괴롭고 힘들었을까' 하는 생각이 들자 나도 모르게 목이 메었다.
자신의 이런 상황을 벗어날 수 있다면 얼마나 좋을까 하는 아이의 마음이 고스란히 전해져 왔다.
내 딸이 이렇다면 나는 어떤 심정일까, 내 딸을 고치기 위해서라면 나는 어떤 각오로 침을 놓을것인가를 생각해 보았다. 이 아이를 치료하는 것과 내 딸을 치료하는 마음이 똑같을 수 있을까?
이 질문에 대답하기란 쉽지 않다. 그러나 분명한 것은 있다. 내 딸처럼 애처롭게 여길 수는 있다. 그리고 내 딸을 치료할 때 처럼 나는 기도 할 수 있다. 기도하면 이 우주에 충만한 에너지가 나를 통해 아이에게 전달될 것이다. 내가 이런 마음으로 치료하면 이 아이를 정신병원에 보내지 않을 수 있다. 비록 시간이 다소 걸리더라도 일상적인 생활이 가능해 질 수 있으리라.
이번의 치료가 이 아이의 생활에 전환점이 될 수 있을 것이다.

나는 어려운 치료를 할 때마다 이런 마음으로 치료해 왔다. 인간의 간절한 염원이 얼마나 엄청난 결과를 가져 오는지 그동안 셀 수 없이 겪었다.

기도는 인간의 기능을 뛰어넘는 결과를 가져온다. 신을 찾는 단순한 기복적인 기도가 아니다. 사람을 아끼고, 사람을 귀하게 여기는 마음으로 기도하면 원하는 결과가 실현되리라는 강력한 믿음이 바로 기도다.

어느 날 20년 넘게 자신을 괴롭혀온 고질적인 허리병이 예상보다 빨리 좋아져 몇 번이고 고맙다며 인사를 하던 분이 있었다.
찾아가는 병원마다 허리 수술을 하지 않으면 나중에는 걸음도 걷지 못할 것이라는 말을 들었는데, 몇 번의 침 치료로 뛸 수 있을 정도로 좋아진 것이 신기하다고 감탄을 하며 어려운 병을 잘 고치는 비결이 무엇인지 내게 물었다.
웃음으로 대답을 대신했지만 그 분이 너무도 진지하게 물었던지라 10년이 지난 지금도 기억이 선명하게 남아 있다.
그 때나 지금이나 나에게 하는 대답은 한결같다.
나는 치료하기 전에, 그리고 치료를 하면서도 기도를 하는데, 기도하면 온 우주의 에너지가 손안에 모이는 것을 느낀다.
이렇게 모인 에너지를 아픈 분에게 전달해 주는 것이 치료의 핵심이라는 것이 나의 대답이다.
감기와 암은 다른 병일까?
다르다면 어느 것이 치료하기 더 어려울까?
발을 삔 것을 고치는 것과 허리 디스크라 불리는 것을 치료하는 것 중에서 어느 것이 더 어려울까?
나는 스스로에게 자주 이런 질문을 한다.
잘 낫지 않는 감기를 앓는 사람은 암을 친구 대하듯 암과 동행하는 사람보다 더 힘들어 할 것이고, 그리고 암 역시 감기처럼 가볍게 여기는 사람은 그 지독한 암도 가볍게 이겨낼 것이다.
젊은 시절 어쩌다 삐끗한 발목 때문에 수 십년 고생하는 사람도 있고, 그냥 방치하면 허리를 쓸 수 없게 되니 반드시 수술해야 한다는 의사의 권고(?)를 멀리하고 멀쩡하게 건강을 회복하는 경우도 허다하다.

학생을 1주일 간격으로 치료를 했다.
목의 긴장을 풀어주고 등과 허리를 치료하여 몸뒤의 근육이 힘을 찾을 수 있도록 했다. 10회 치료 후 부터 학생과 대화가 가능했다. 내가 묻는 말에 간단하게 대답을 했다. 거칠던 행동도 없어지고 욕설을 하지 않는다고 했다.
학생은 16회로 치료를 종료했다. 정신병원에 입원하지 않고 집에서 가족들과 생활하는 정도로 회복했다.
이 학생을 치료하면서 느낀 점은 정신병이라고 해도 정신만 고장나는 것이 아니라 몸과 마음이 함께 병이 드는 것이므로 이를 치료하기 위해서는 몸과 마음을 동시에 치료해야 한다는 사실을 더 깊게 깨닫게 되었다.

이야기.

열 아홉

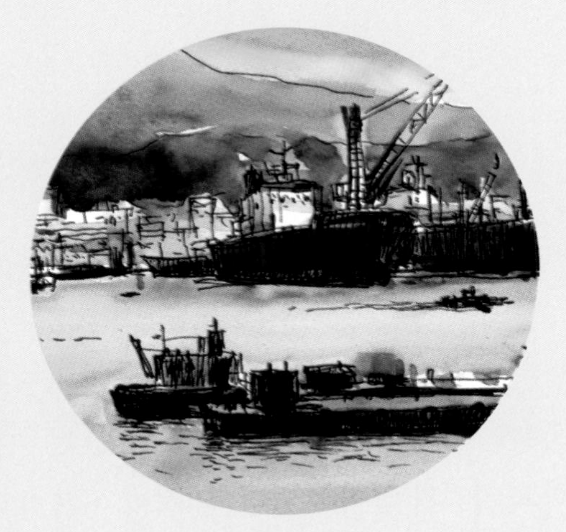

Painting. 박용대

좋고 나쁨, 행과 불행이 하나임을 알아

세상사에 순일해지는 지혜와 용기가 샘솟기를 바랍니다.

기력을 찾았어요

60세로 교직생활을 35년째 하고 있는 여선생님이 찾아왔다.
첫 눈에 얼굴이 창백하고 핏기가 없어 보였다. 온 몸이 아프지 않은 곳이 없다고 했다. 항상 기운이 없고 무거우며 기억력이 점점 떨어진다고 했다.
두통이 잦을 뿐 아니라 불면증으로 고생한지 오래 되었단다.
목과 좌우 어깨는 늘 무엇인가가 내리 누르듯 무겁고 아픈데 밤이면 더 심하다고 했다.
등이 결리고 허리와 엉치가 아픈지 오래되었고, 양쪽 다리와 무릎도 통증이 가실 날이 없단다. 앞가슴도 무겁고 답답하단다. 자주 가슴이 두근거리고 불안하며 초조해질 때가 많다고 했다.
변비로 며칠 고생하다가 갑자기 설사가 나오고, 또 변비와 설사를 번갈아 한다고 했다. 밤이면 서너 차례 소변보러 가느라 잠을 설칠 때가 많다고 했다.
식욕이 없고 뭘 먹으면 잘 체하고, 한번 체하면 오래 간다고 했다.

사십대 중반부터 몸이 안좋아 여러 곳을 다니며 치료를 했는데도 좀처럼 좋아지지 않았다고 했다.
아프지 않은 날이 없으므로 학교에서 병원에 간다고 하면 동료 교사들은 의례히 그런 줄로 안다고 했다.
이 환자의 몸을 살펴보니 근육이 거의 탄력을 잃은 상태였다. 실제 나이에 비해 근육의 힘이 형편 없었다. 팔의 근육을 만져 보니 연로한 할머니들을 만질 때의 느낌이 들었다.
등과 허리도 마찬가지였다. 몸을 세워주는 척추 기립근은 잘 만져지지도 않을 정도였다. 복부를 만져보니 얇은 종잇장 같은 느낌이 들었다.
이런 상태로는 힘을 쓸 수가 없다.
운동을 하느냐고 물었더니 기운이 없어 운동할 엄두를 내지 못한다고 했다.
기운이 없으니 운동을 할 수 없고, 운동을 하지 않으니 기운은 더 없어지는 악순환의 반복이었다.

새벽같이 일찍 학교에 출근하면 수업에 들어가기 전까지 쉬어야 한다고 했다. 출근하는 동안 기력이 떨어져 쉬지 않으면 수업을 할 수 없다고 했다.
교감이 된 후로 수업은 없지만 일찍 출근하여 일과 시작 전까지 쉬어야만 하는 것은 여전하다고 했다.
이 환자처럼 근육에 탄력이 없고 힘이 없을 때 침을 놓게되면 침 맞은 부분의 근육이 살아나게 된다.
근육에 힘이 빠져 걷지 못하던 어떤 할머니를 치료했던 적이 있었는데 근육의 힘을 살아나게 하는데는 침 치료가 얼마나 탁월한 효과를 나타내는지 경험한 적이 있다.

요양병원에서 근무할 때였다.
여든 살이 넘은 할머니께서 허리와 엉덩이가 아파서 자리에 누워만 계셨다.
침을 놓기 위해 할머니의 엉덩이 근육을 보게 되었는데 엉덩이의 살과 근육이 모두 쪼글쪼글 오그라져 있었다. 할머니의 얼굴에도 주름살이 쪼글쪼글했는데, 얼굴의 주름과 엉덩이의 주름이 거의 흡사할 정도로 주름이 깊게 패여 있었다.
아픈 허리와 엉덩이에 침을 놓기 전, 아픈 곳을 찾기 위해 만져보면 마치 얇은 종잇장을 만지는 듯 했다. 근육이 있어야 하는데 근육이라기 보다는 얇은 피부로 그냥 덮여 있다는 말이 어울릴 정도였다.
할머니께 침을 놓아드리면서 할머니의 몸에서 어떤 반응이 나타나는지가 궁금했다.
저렇게 힘이 없는 피부가 근육의 형태로 바뀌기만 하면 분명 통증이 덜해질 것이라고 생각했었다. 누워서 뒤척이기도 힘들텐데 침을 놓을 때마다 애써 웃으시던 할머니였다.
매일 아침마다 침을 놓아드리는데 일주일이 지나니 통증이 조금 덜하다고 하셨다. 할머니께서는 좀 덜 아프다고는 하셨지만, 할머니의 허리와 엉덩이를 만져 보면 별로 달라지지 않았다는 것을 알았다.
허리와 엉치의 통증이 여전하신데도 침을 놓을 때마다 인사를 겸해 내게 덜 아프다고 하신 것임을 알았다.
보름쯤 지나 할머니의 허리와 엉덩이를 만져보니 조금씩 근육을 만질 때와 비슷한 느낌이 들기 시작했다.
통증을 치료하기 위해 침을 놓은 후 이 할머니의 몸처럼 근육에 탄력이 생기는 변화가 나타나면 통증이 줄어든다는 것을 여러 차례 경험했기에 침의 효과가 나타날 것이라고 생각했다.

여든 살이 넘었고 1년 넘게 허리와 엉치가 아파서 누워만 계셨던 할머니가 일어나 걸을 수 있고, 일상 생활이 불편치 않게 치료되면, 수술이 필요없는 대부분의 급·만성의 척추와 근골격계의 질환을 침술 치료만으로도 얼마든지 어렵지 않게 고칠 수 있을 것으로 생각했다.

당시 내게 이 할머니를 치료하는 것은 커다란 숙제였다.

등이 굽은 할머니가 침을 맞은 후 허리를 폈고, 지팡이에 의지하여 겨우 걸음을 걸었던 환자도 침으로 치료한 경험이 있었지만, 연세가 여든 살이 넘고 자리에 1년 넘게 누워 지내고 있는 사람을 치료해 본 적은 없었던 터라 침을 놓으면서도 결과가 어떨지 참으로 궁금했었다.

어려운 환자를 치료한 후에는 마음으로 보람도 느끼지만, 더 큰 소득이라면 치료하기 어려운 어떤 환자를 만나더라도 겁 먹지 않고 치료에 임할 수 있는 담대함을 얻게 되는 것이다.

내가 하고 있는 일 자체가 통증때문에 고생하는 분들을 치료해야 하는 처지이기에 어떤 어려운 환자를 만나더라도 의연하게 대할 수 있는 담대함과 자신감은 치료를 성공으로 이끄는 가장 중요한 정신적 요소이다.

자만심과 만용은 치료를 망치지만,

치료 과정에서 자신이 겪은 경험을 바탕으로 지니는 자신감은 치료를 해야 하는 사람에게는 가장 든든한 정신적 무기다. 질병과 싸워야 하는 치료는 일정 부분은 전쟁과도 같다. 상대를 제대로 알아야만 싸워야 할지 말지를 결정할 수 있다. 무턱대고 덤빌 수는 없는 것이다.

무릇 병을 상대로 치료하는 사람은 만용을 부려서도 안되지만, 더더욱 어떤 질병이든 마주한 질병 앞에 위축되어서도 아니된다. 전쟁에 임하는 장수가 겁에 질려서는 상대와 싸워 이길 수 없듯이 말이다.
현대는 온갖 이름의 질병이 난무하는 시대다. 난치병이라고 이름을 붙여 찾아오는 이들도 있고, 치료를 포기하기 일보 직전에 내원하는 이들도 있다.
이런 환자들을 대할수록 치료하는 사람은 자신의 능력을 냉정하게 평가할 수 있어야 한다.
오직 환자 치료를 중심에 두고 판단해야 한다.
자신의 역량을 냉정하게 분석해야만 현명한 판단을 내릴 수 있게 된다.
특히 통증으로 고통을 당하는 이들을 치료할 때는 마음의 자세가 달라야 한다.
환자의 아픔을 온전히 자신의 아픔으로 느낄 수는 없겠지만, 적어도 환자의 아픔에 마음을 열어 두어야만 한다. 그렇게 해야 비로소 환자의 아픔이 전해지게 된다. 그것만으로도 환자에게는 위안이 된다.
어떤 질병을 치료하든 그런 마음으로 치료를 해야만 치료가 잘 된다.
치료하는 사람이 어떤 질병으로든 고통을 겪어 보지 않으면 통증때문에 고통받는 환자의 아픔을 제대로 이해하기란 쉽지 않다. 그럼에도 통증을 치료하려는 사람은 반드시 아픈 사람의 입장에 서서, 아픔을 겪고 있는 사람을 이해하려는 마음을 의식적으로 훈련해야만 한다.
인간은 훈련으로 자기의 마음을 조절할 수 있다. 마음 쓰는 것을 조절하면 할수록 자신이 원하는 마음을 낼 수 있게 된다.
아픔을 함께 느끼겠다는 마음으로 치료에 임해야만 통증에 시달리던 사람에게서 통증이 사라지는 순간에 맛보는 환희와 기쁨을 함께 맛볼 수 있게 된다.
환자가 통증에서 벗어나게 되는 순간 맛보는 환희와 기쁨이 솟아나는 그 순간, 굳이 환자가 알려주지 않아도 의자(醫者-치료하는 사람)는 환자의 아픔이 사라지는 순간을 본능적으로 알게 된다.
환자의 통증이 사라지는 것을 감지하는 능력은 단지 시간적으로 오래 치료해 왔다는 것으로는 얻어지지 않는다.
나도 십수 년 전에는 이런 경험을 하지 못했다.
내가 나를 치료한 이후 다른 사람들의 아픔을 나의 아픔으로 받아들이는 시간이 점점 늘어나게 되면서, 나도 모르게 내가 치료하고 있는 사람의 통증이 없어지는 순간이면 그걸 느끼게 된다. 시간이 지나면서 그런 느낌은 점점 더 뚜렷해졌다.
치료에 임하기 전, 만나서 대화를 하는 동안, 그분들의 아픔이 나의 아픔이라고 느끼게 된 것은 나 자신이 오래도록 통증에 시달린 뒤였다.
아프다는 것이 얼마나 고통스러운 것인가를 몸소 겪은 후에야 비로소 다른 사람의 아픔을 구체적으로 이해하고, 그 아픔을 내 것인양 아파하는 마음이 생겨났다.
의자醫者가 동병상련의 마음으로 환자를 치료할 때 아픈 사람이 통증에서 벗어나는 순간의 그 시원하고 상쾌한 기쁨을 느낄 수 있는 것이다. 마치 누군가에게서 침을 맞아 내가 치료된 것 같은 생생한 느낌을 갖게 된다.
환자의 힘들어 하는 심정에 동조하고, 환자의 아픔을 내 것인 것처럼 공감하는 것이 침을 잘 놓는 가장 중요한 비결이 아닐까 생각한다.

대학시절 『의학입문』이라는 책을 보게 되었다. 이 『의학입문』은 동의보감에도 자주 인용되는 책이다.
그 책의 첫 머리에 '의醫는 의意라' 는 구절이 있었다.
'병을 고치는 의술은 뜻이다' 는 것으로 해석할 수 있다. 이 구절을 해석하는 것은 어렵지 않은데 이것이 무엇을 의미하는지 당시에는 도무지 알 수 없었다. 이 문구의 의미를 아무리 헤아려봐도 이해가 되지 않았다.

병病을 치료하는 것이 의술醫術인데 '의술은 뜻意에 달려 있다' 고 한 이유가 이해되지 않았다.

한의학을 공부하기 위해 읽어야 하는 이 책은 시작하는 첫 머리에 '왜 참선參禪의 화두 같은 구절로 시작하는가' 하는 의문이 가시지 않았다.

당시 함께 공부하던 동료들과 이 구절을 두고 대화를 나눴지만, 누구도 그 뜻을 온전하게 알지 못했다.

환자를 치료하며 30년의 세월을 지내오는 동안 , 오랜 세월 그 뜻을 몰랐는데 이제는 그 뜻을 알 수 있을 것 같다.

이제는 당대의 명의名醫가 지었다는 그 책의 첫 머리에 써 있던 그 구절의 의미를 분명히 알 수 있게 되었다.

의자醫者(아픈 사람을 치료 하려는 자)는 마땅히 치료를 하겠다는 뜻을 가져야 하는데 그 보다 더 중요한 것은 환자의 아픔을 헤아리고, 그 아픔을 함께 나누겠다는 마음, 즉 그 '뜻' 을 내는 것이 치료에 있어 핵심이라는 것을 밝혀 놓은 것이다.

의학입문 첫 문장의 뜻은 그냥 보통의 뜻이 아니라, "내가 가진 모든 기운氣運을 다 쏟아부어 당신의 고통을 없애겠다."는 그런 큰 뜻이다.

"당신이 겪는 이 고통을 없애기 위해 내가 가진 모든 것을 다 쏟아 붓겠다."는 비장한 각오에서 나오는 그런 뜻이라야 아픈 사람을 치료할 수 있다는 것을 이제서야 알게 되었다.

당시 그 할머니를 치료할 때 나의 각오가 그랬다. 침을 놓을 때마다 나의 모든 기운을 침에다 모았다. 내 어머니에게 침을 놓을 때의 감정을 되살렸다. 적어도 그런 마음이라야 할 것 같았다. 안 좋아도 너무나 안 좋은 상태의 할머니를 치료할 때, 나의 기도는 '이 할머니가 내 어머니다.' 였다.
내가 가진 능력과 경험을 능가하게 해 줄 유일한 것은 그런 기도였다. 어떨 때는 나도 모르게 입으로 중얼거리기도 했다. 나도 모르게 중얼거리다 그런 나를 발견하고는 스스로 웃기도 했다.
지금 생각해 봐도 그 때는 침을 놓을 때 나는 침에 미쳐 있었다. 침을 놓는 그 순간은 이 곳에서 더 좋은 기운이 돌아야 한다는 단 한 가지 생각 밖에 없었다.

할머니에게 일주일에 다섯 번 침을 놓아드렸는데 처음 2주간은 별 차도가 없었다.
한 달이 지나면서 하루 하루 허리와 엉치의 통증이 줄어 들었다. 두 달 넘게 침을 놓았더니 허리와 다리가 아파 누워 계셨던 분이 침대에서 내려오게 되었다.
할머니는 병원에 입원해 있은 지 1년이 넘었다고 했다. 1년 넘도록 누워 계시던 분이 침대에서 내려와 몇 걸음을 옮기게 된 것이었다.
할머니는 다시는 걷지 못할 줄 알았는데 걸을 수 있게 되었다며 좋아하셨다. 보통 사람에게 있어 걷는다는 건 지극히 일상적이고 평범한 일이다. 그건 대단한 일이 아니다. 그냥 누구나 힘들이지 않고 하는 것이다. 그런데 건강을 잃어버리고 자리에 눕게 되면 내 발로 걸을 수 있다는 것이 얼마나 큰 축복인지 그제서야 알게 된다.
나는 그런 생각에 자주 잠긴다.

살아가는 동안 누구에게나 기적이 일어날 수 있지만 '내 발로 걸을 수 있다는 것보다 더 큰 기적이 있을 수 있을까' 하고.

나는 건강을 잃었던 적이 있었다. 걸을 수 없었다. 침대에 누워서 지내야만 했다.

그 당시 내게 가장 절실했던 것은 단 하나, 내 발로 걷고 싶었다.

두 팔을 휘저으며 내 발로 걸을 수만 있다면 세상에 부러울 것이 하나도 없을 것만 같았다.

1년 넘게 자리에 누워만 있다가 누구의 도움도 없이 몇 걸음을 옮기면서 걸음을 걷는 것이 신기한 듯 연신 얼굴 가득 웃음을 띠시던 그 할머니의 모습은 지금까지 오래도록 뇌리에 남아 있다.

당시 요양병원에서 근무했던 나는 아침마다 입원실을 회진하며, 입원해 계신 분들에게 침을 놓아드렸는데, 그 할머니는 복도의 가운데 방에 계셨다.

내가 복도에 나타나는 소리가 나면 그 때마다 침대에서 내려와 내게로 오셨다.

"원장님 덕분에 걸을 수 있게 되어 얼마나 좋은지 모릅니다. 고맙습니다."

얼굴 가득 미소를 머금고 머리 숙여 인사하시던 할머니의 모습을 떠올리면 지금도 가슴이 따뜻해진다.

할머니는 그 후 넉 달, 다섯 달이 지나 제법 오륙십 보를 혼자서 천천히 걸을 수 있게 되었다.

여섯 달이 지나서 엉덩이 근육이 살아나게 되었는데, 그 때 쯤에는 혼자서 복도를 오가는 정도의 가벼운 운동을 할 수 있을 정도로 좋아졌다.

아픈 허리와 엉덩이에 6개월 쯤 침을 놓았는데 형편없이 쪼그라 들었던 엉덩이 근육이 살아나게 되었다. 쪼글쪼글하던 엉덩이가 완전하게 펴지지는 않았지만 치료하기 전의 근육과는 달리 눈에 띄게 좋아졌다.
처음 침을 놓기 위해 할머니의 엉덩이를 만졌을 때는 얇은 종이를 만지는 느낌이었는데 침을 놓은 회수가 늘어날수록 점점 엉덩이 근육에 힘이 들어가고 탄력이 생기는 것을 손으로 느낄 수 있었다.
엉덩이 근육에 탄력이 생기게 되니 쪼글거리던 피부도 점점 좋아졌다.
할머니께서 걷지 못하고 침대에 누워 있을 수 밖에 없었던 것은 엉덩이 근육이 힘을 잃었기 때문이었다. 허리와 엉덩이의 근육이 살아나 몸의 중심을 잡을 수 있게 되자 스스로 일어서고 걷게 되었던 것이다.
허리와 엉치가 아파 걷지 못한 원인은 근육에 힘이 빠졌기 때문이었다. 힘을 쓸 수 없었으니 걷지 못한 것이었다.
허리와 엉덩이의 근육이 무기력해진 상태로는 스스로 보행이 불가능하다.
어떤 약물이나 주사로도 이토록 무기력해진 근육을 되살릴 수 없다.
이런 경우 침을 놓게 되면 침을 놓은 부위에는 혈액 순환이 촉진된다. 피가 잘 통하면 기운도 잘 통하는 것이다. 그래야 근육이 영양을 공급받고 기운이 생기게 된다. 힘이 나야 일어설 수 있게 되고, 그래야 걸음을 걸을 수 있다.

그 당시 내가 치료했던 그 할머니 보다는 나이가 젊은 이 여선생님은 그 할머니처럼 나이가 들어 근력이 떨어진 것은 아니지만, 자신의 나이에 비해 근육이 아주 약한 상태였고, 근력도 떨어져 있었다.
할머니 보다는 나이가 젊으니 좀더 빨리 치료되리라 기대하고 1주일에 한번, 일단 10 회 치료하기로 했다.
환자의 목과 허리, 복부와 머리에 침을 놓았다. 첫번 치료를 한 후 잠을 잘 자게 되었다고 했다.

보통 12시가 넘도록 뒤척였는데 침을 맞고나서 저녁을 먹은 지 얼마 지나지 않아 잤다고 했다.
두번째 침을 맞은 후에는 두통이 거의 없어졌다고 했다.
네번째 침을 맞은 후부터 소화가 잘 되고 변비가 없어졌으며 허리 통증이 줄었다고 했다.
다섯번째 침을 맞은 후 음식 맛을 알게 되었다고 했다. 여섯번째 침을 맞은 후에는 늘 답답하고 무겁던 가슴이 시원해지는 것을 느꼈다고 했다.
열번째 치료 후에는 일상 생활을 해도 피로가 덜하고 가벼운 운동을 할 수 있을 정도로 좋아졌기에 치료를 종료했다.
이 환자를 치료하면서 특별하게 기억에 남는 것은 다섯번 치료 후에는 자신은 피곤하고 힘든데도 다른 사람들로 부터 한결같이 얼굴이 좋아졌다는 말을 들었다는 말을 전해줄 때였다.
얼굴을 보면 그 사람의 오장육부를 알 수 있다는 것이 한의학의 오랜 진단법이다. 그런데 얼굴을 보고 건강 상태를 아는 것은 굳이 전문가가 아니더라도 누구나 가능하다.
나는 침을 놓을 때마다 '다음에 다시 왔을 때 이 분의 얼굴이 얼마나 더 좋아져 있을까' 하는 기대를 하게 된다.

이야기.

스물

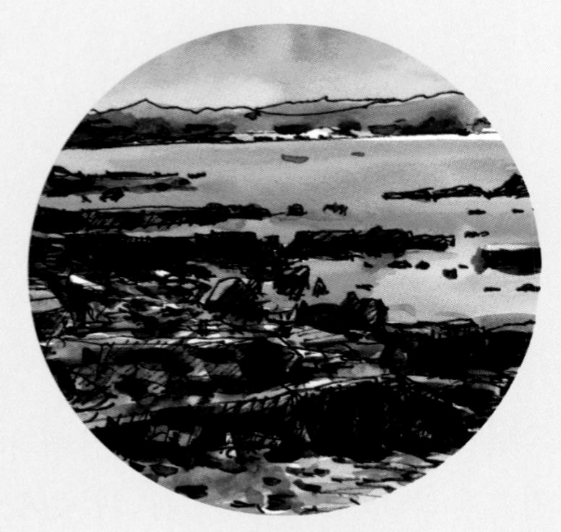

Painting. 박용대

알아도 모르는 척

내면의 키를 키우는 일에 중점을 두어야 합니다.

선방에서 공부하다 꼼짝 못하던 스님 한번에 허리 낫다

선원에서 공부 하시던 스님께서 아침에 일어난 후 갑자기 허리와 좌우 서혜부와 엉치 부위의 통증이 심해 앉지도 서지도 못하게 되었다며 오셨다.
세수(나이)가 예순인데도 전체적으로 체격이 건장한 모습이었다.
여러 가지 운동을 많이 했다며 좀처럼 아픈 적이 없었는데 10여 년 전에도 갑자기 허리가 아파 고생한 적이 있었다고 했다.
아프다고 하면서도 활달한 성격이 그대로 드러나는 분이셨다. 성격이 활달하고 쾌활한 이런 분은 침을 놓으면 치료가 잘 되는 것을 경험으로 알고 있다.
내가 구사하는 침술은 효과가 빨리 나타나는게 특징이다.
치료하는 사람과 치료를 받는 사람의 궁합이 잘 맞아야 한다는 것은 초면인데도 서로 호감이 생기면 치료 효과가 좋아서일 것이다.

스님을 진찰하기 위해 여기 저기를 만져보았더니 배꼽 주위는 상하좌우가 딱딱하게 굳어 있었고 허리와 엉덩이가 만나는 부위에는 손에 만져질 정도의 덩어리가 단단하게 자리잡고 있었다.
서혜부 통증이 심해서 잠을 못잔다고 했는데 좌우 서혜부는 만지기만 해도 참지 못할 정도로 아프다고 했다.
가슴 가운데 부분을 눌렀는데 압통점이 있었다. 이 자리의 경혈이름은 전중 또는 단중이라고 하는데 스트레스를 심하게 받게 되거나, 호흡이 잘못되어 상기가 되면 만질 때 통증이 있거나 근육과 피부가 뭉치게 된다.
스님의 얘기로는 몇 년 전부터 기운이 상기되면 어지럽고, 얼굴이 달아오르고 가슴이 답답해진다고 했다.
뒷목을 살펴 보았더니 양쪽 후두부와 귀를 잇는 부위의 근육이 돌덩이처럼 뭉쳐 있었다. 목 근육이 이렇게 뭉치면 수면이 곤란해진다. 깊은 숙면을 할 수 없게 된다. 잠을 자다가도 자주 깬다.
머리가 맑지 못하고, 두통도 생긴다. 기억력도 떨어진다. 건망증도 심해진다. 목의 근육이 굳어지면 뇌에 공급되는 피가 부족해지게 되어, 이런 다양한 증상이 나타난다.
허리와 엉치, 서혜부가 아프다고 호소하는 스님을 눕게 한 뒤 근육이 뭉친 듯한 가슴 부위의 여러 곳에 먼저 침을 놓았다. 침을 놓은 뒤 스님께 호흡을 해보라고 했다.
스님은 몇 번 심호흡을 하더니 얼굴이 이내 밝아졌다.
"아, 숨이 저 밑에까지 내려 갑니다. 항상 숨이 여기 가슴 아래에서 걸려서 답답했는데, 침을 맞고 나니 저 아래까지 숨이 내려가는 게 느껴집니다."라고 했다.
목 뒤 후두부와 어깨가 연결되는 자리의 딱딱한 곳에 침을 놓았다. 침을 놓기 전, 딱딱하게 느껴지던 곳에 침을 놓고 나서 만져보면 그 짧은 순간에 근육이 부드러워지는 것을 알 수 있다.

침이 피부를 뚫고 들어가면 그 주위 조직의 혈액 순환이 활발해진다. 무슨 특별한 이론을 갖다대지 않아도 침을 놓아보면 금방 알 수 있다.

굳이 설명을 할 것이 없다. 아픈 곳, 근육이 뭉친 곳, 피부가 정상적인 색깔이 아닌 곳, 이런 곳에 침을 놓게되면 통증이 덜해지고 나중에는 통증이 없어지게 되며 근육이 풀리면 몸의 움직임이 자유로워진다.

오래 전에 인간은 아픈 것을 고치기 위해 동물의 뼈를 이용하거나, 돌을 갈아 뾰족하게 만들어 아픈 곳을 자극하였다.

아픈 곳을 찌르면 그 자극으로 아픈 것이 없어진다는 것을 본능적으로 알았던 것이다. 지금처럼 교육을 통해서 배운 것이 아니라 아픈 곳이 생기면 본능적으로 그곳을 아프게 자극하여 통증이 사라지게 된다는 것을 본능으로 알았던 것이다.

인간은 지금이나 백 년 전이나, 천 년 전이나, 또 그 이전이나 별로 달라지지 않았다. 통증에 시달려 보면 아픈 곳에 무엇인가로 큰 자극을 가하고 싶은 마음이 들게 된다. 내가 그랬다. 통증이 극심한 곳을 침으로 찌르고 싶었다. 그냥 찌르는 정도가 아니라 아주 강하게 찌르고 싶었다.

아파보면 내가 학교에서 익힌 이론이 얼마나 무기력한가를 실감하게 된다.

진통제로도 멎지 않는 통증에 10년 넘게 시달리게 되면 도대체 의학이라는 이름을 쓰고 있는 것의 정체가 무엇인지 수없이 의심하고 또 의심하게 된다.

오랜 시간 극심한 통증에 시달리게 되면 의학이 아니더라도 내가 당하는 통증만 없애줄 수 있다면 그가 누구라 해도 아무런 상관이 없다는 생각이 들게 된다.

병을 고치려고 굿을 한다면 비웃거나 한심하게 여길 것이다. 지금처럼 의학이 발달해 있는 세상에 '그런 짓을 하다니' 하고 말이다. 그런데 그건 아프지 않은 사람의 생각일 뿐이다.

밤낮없이 아파보면 굿이 아니라 굿보다 더한 것이라도 해서 아프지 않을 수만 있다면, 열 번이고 백 번이고 할 것이다.

아파보면 생각이 달라진다. 웅장한 건물, 호화로운 시설, 값비싼 의료기기들, 외국 대학의 박사 학위, 화려한 이력. 그런데 그런 현대의학의 총아라는 곳에서 수술을 받은 후, 그 후유증으로 통증에 시달리며 그곳에 매달리다가 끝내 아무런 대책이 없다는 말만 듣고 돌아서 나올 때, 다시 한번 그 건물을 올려다 보라. 무슨 생각이 드는지…

차라리 죽는 것이 더 좋을 것 같은 극심한 통증에 시달리던 내게 통증을 없애기 위해 현대의학이 만들어낸 마약성 진통제로도 통증은 없어지지 않았으니 그 화려한 현대의학은 그저 빛 좋은 개살구였다. 더도 덜도 아니었다.

부러진 척추를 수술로 쇠를 박아 고정하는 거기까지가 현대의학이 할 수 있는 영역이었다.

아픈 곳을 찔러서 아팠던 병이 나아지는 경험을 거듭하는 동안, 이런 경험이 더 많이 축적되었고, 이를 일정한 체계로 정립하는 과정을 통해 더 많은 임상 결과들이 모여 한방 의학이 되었다.

오랜 세월을 통해 체계화된 한방 의학은 인체를 통한 실제 경험의 산물이다. 실험쥐를 통한 데이터로 만들어낸 학문이 아니다.

스님을 치료하는 동안 아픈 곳을 찾아 침을 놓는 것이 얼마나 효과가 뛰어난 치료법인지를 다시 한번 더 실감하게 되었다.

막힌 가슴을 풀어주면 숨을 쉬기가 편해진다. 그런 다음 통증을 해결하면 된다. 통증이 아무리 심하다 해도 아파서 죽진 않는다. 숨을 잘 쉬는 게 먼저다. 그래서 통증을 치료하기 위해서라도 호흡이 편해지고 머리가 맑아지는 치료를 먼저 하는 것이다.

복부의 근육들, 특히 배꼽 주위의 근육이 뭉쳐 있을 때는 이곳을 치료해야 허리 치료가 쉬워진다.

물건을 들다 허리를 삐끗했거나, 몸을 움직이다가 허리를 삐끗한 이들을 치료할 때, 복부의 단단하게 굳은 부분만을 풀어도 그 자리에서 쉽게 치료되는 것을 자주 경험하게 되는데, 이 스님도 복부의 딱딱한 근육 덩어리에 침을 놓은 뒤 허리를 움직여 보라고 했더니 통증이 상당히 줄었다고 했다.

서혜부의 통증 부위는 침을 놓고 얼마 지나지 않아 통증이 사라졌다.

허리에 침을 놓고 나서 엉치의 통증부위를 치료하고 나니 거짓말처럼 통증이 사라졌다고 좋아했다.

이야기.

스물 하나

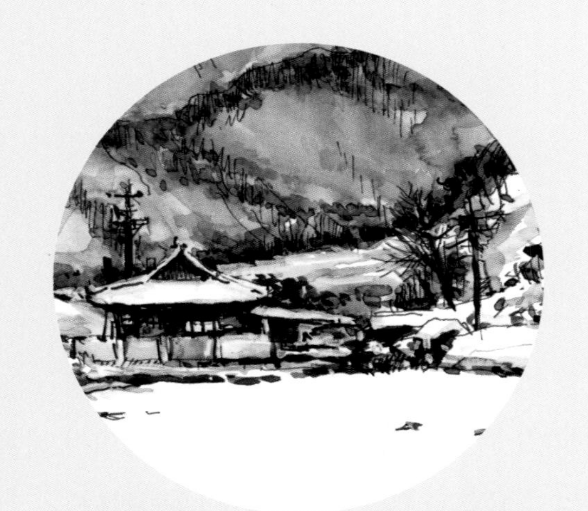

Painting. 박용대

사물을 보이게 하는 것은

빛이 아니라 '관심' 입니다.

녹내장 의심 환자, 단 한번 침으로 해결되다

환갑을 넘긴 후부터 눈이 침침하고 시력이 떨어져 안과에서 진찰을 받았는데, 녹내장이 의심된다는 말을 들었다며 여성분이 찾아왔다.
눈이 좋지 않은 뒤부터 두통이 생기고 머리가 맑지 않을 때가 자주 생긴다고 했다.
이 환자는 허리와 무릎 관절의 통증 때문에 몇 차례 침을 맞고 허리와 무릎의 통증은 나았는데, 녹내장도 침으로 치료할 수 있을지 알고 싶어 찾아왔다고 했다.
침을 맞고나면 누구나 한결같이 눈앞이 밝아지고, 머리가 맑아진다고 한다.
특히 목과 머리 뒷부분에 침을 놓게 되면 이런 반응은 더 뚜렷해진다.
몸의 앞부분에 위치하는 임맥과 복부, 그리고 배꼽 주위의 뭉치거나 만져서 단단하거나 아픈 통증이 느껴지는 곳에 침을 놓거나 몸의 뒷부분에 위치하고 있는 방광경의 여러 배부혈과 어깨에서 엉치까지 이어지는 근육의 뭉친 곳들을 풀어주면 목욕을 하고 난 뒤처럼 기분이 좋아지고 몸이 가벼워진다. 눈이 밝아지고 머리가 맑아지는 것은 뇌로 공급되는 혈액이 많아지기 때문이다. 침 자극으로 좁아져 있던 혈관이 확장되고 피의 흐름이 좋아져 눈이 밝아지고 머리가 맑아지는 것이다.

녹내장이 의심된다는 말을 듣게 되면 녹내장의 결말이 시력을 잃게 될 수도 있으므로 심각하게 여기지 않을 수 없다.

녹내장의 원인은 정확히 밝혀지지 않았지만 시신경이 위축되거나, 시신경으로 공급되는 혈액의 흐름이 원활치 못해 생긴 것이므로 눈 주위의 피부가 뭉치거나 단단하게 굳어지고, 만지거나 눌러서 아픈 곳을 찾아 침을 놓으면 되리라 생각했다.

이 환자를 치료하기 위해 먼저 눈썹 위의 여러 곳과 이마의 피부를 눌러보았더니 몇 군데 경결된 곳을 찾을 수 있었다.

눈꼬리에서 이마를 향해 살펴보면 파란 정맥이 노출된 것을 볼 수 있는데 이런 정맥이 나타나는 주위에도 누르면 아프다고 반응을 나타내는 곳이 있었다. 이런 곳에 침을 놓았다.

옆이마에 있는 태양혈 부근에도 압통점을 찾을 수 있는데, 이 부위의 압통점은 편두통이나 불면증이 있을 때도 나타나는데 이곳을 만지면 비교적 통증을 더 많이 느끼는 곳이다.

태양혈 주위의 압통점들은 눈의 여러 질환을 치료하는 데 중요한 치료점이다. 또 저작근 부위를 누르거나 만져보면 피부가 굳어있는 곳을 찾을 수 있는데 이 곳은 입이 돌아가고 눈이 잘 감기지 않는 안면신경 마비를 치료하는 중요한 치료 부위로 이 부위의 근육도 긴장되어 있었다. 이곳은 침을 놓을 때 좀더 강하게 자극을 했다.

귀가 잘 들리지 않거나 귀에서 소리가 나거나 할 때도 목 주위 근육을 잘 풀어줘야 하지만, 눈을 치료하기 위해 목을 잘 풀어주는 건 중요하다.
귀 뒤의 후두 돌기 부근의 피부가 다른 곳과 달리 굳어 있었고 목의 근육도 군데 군데 뭉쳐 있었다.
근육이 뭉치게 되면 혈액 순환이 잘 되지 않는다. 목 주위의 근육을 풀어야 머리로의 혈액 공급이 원활해진다. 뇌에 혈액이 충분하게 공급되면 자연 눈도 좋아진다.
눈 주위의 경혈에 침을 놓는 것도 중요하지만 목의 근육이 뭉쳐있는 곳을 풀어주는 것 또한 중요하다.
환자는 한번의 치료로 눈이 좋아지고 수면도 개선되고 두통도 없어졌다고 했다. 침의 속효를 다시 한번 실감하게 되었다. 이를 통해 침술의 효과가 얼마나 빠른지 알 수 있는 것이다.
환자는 한 번의 치료로 눈이 좋아지고 수면도 개선되고 두통도 없어졌다고 했다.
한번에 치료가 되었던 것은 녹내장을 고치려고 눈만 치료한 것이 아니라 간과 쓸개의 기능을 조절하는 치료를 했기 때문이었다.

서양 의학은 전문 과목을 여러 부분으로 나누어 놓았다.
그리고 날이 갈수록 점점 더 전문적으로 세분화되는 경향이 있다.
이에 반해 한의학은 눈의 건강은 간肝의 상태와 깊은 연관이 있다고 보고, 눈을 치료하려면 간을 치료하는 것을 우선한다.
옛말에 "저 놈이 간이 부었나 눈에 뵈는 게 없게."라며 버릇없는 경우를 탓했다. 이런 말을 했던 옛 사람들이 간이 눈과 분명 깊은 관계가 있음을 알았던 것이다.

황달은 눈에 증상이 나타나는 것도 간과 쓸개는 눈과 연관이 깊다는 것을 알려주는 좋은 예라고 볼 수 있다.
피로가 누적되면 눈이 침침하고 불편해진다. 이도 간과 눈이 관련이 있다는 것을 나타내는 것이다.

간의 기운을 잘 다스리고 조절하는 것은 눈을 고치는 데 필수적이다.
이 환자의 녹내장을 예방, 치료하기 위해 흉추 9, 10번에 위치하고 있는 간수, 담수에 침을 놓았다. 그리고 간수와 담수가 위치하고 있는 부위의 근육이 뭉치거나 단단한 곳을 하나 하나 찾아 침을 놓았다.
심장의 화열火熱도 눈을 상하게 하는 원인이 되기 때문에 가슴 앞의 단중혈과 그 주위의 근육이 경결된 곳을 찾아 침을 놓았다.
스트레스가 만병의 주범이라는 건 누구나 아는 상식이 되었다.
그런데 스트레스를 받으면 가슴이 아프다는 것을 정신적인 것으로 받아 들이는 경우가 많은데, 가슴이 아플 정도의 스트레스는 실제로 앞가슴에 있는 단중혈 부위, 즉 양젖꼭지의 중간 부분을 누르거나 만질 때 소리를 지를 정도로 아프다.
스트레스가 정신적으로 느껴지는 긴장일 뿐 아니라 신체적 반응을 일으키게 되고, 더 구체적으로 앞가슴의 특정 부위에서 그 반응을 뚜렷하게 나타낸다.

단중혈 부위는 스트레스를 푸는데도 좋은 효과를 볼 수 있는 자리이고, 눈의 화기火氣를 조절하는데도 아주 중요한 포인트다.

이 환자에게서도 단중혈 부근의 근육이 여러 곳 뭉쳐있었다.
자신도 모르게 몸안에 스트레스가 쌓여가고 있었던 것이다.
자신은 인식하지 못해도 신체 스스로는 스트레스를 기억하고 있었고 풀리지 않는 스트레스는 앞가슴에 저장하고 있었던 것이다.
스트레스를 푸는 방법은 여러 가지다. 침술은 어떤 방법보다도 스트레스를 푸는데 탁월한 효과가 있다.
단중혈 부근에 침을 놓으면 곧 바로 가슴이 시원해진다. 가슴에 매달려 있던 무엇이 '쿵!' 하고 떨어지는 것 같다고도 한다.
스트레스는 정신적인 현상이기도 하지만 신체적으로 더 잘 나타난다.
이를 해결하는데는 어떤 방법보다도 뛰어난 해결책이 침술이다.

간의 기운을 조절하기 위해 간이 위치하고 있는 오른 쪽 늑골 아래를 치료했다. 일월혈 기문혈이 있는 곳에 침을 놓은 뒤 오른쪽 늑골을 따라 근육을 만져보고 뭉쳐있는 곳을 찾아 침을 놓았다.

눈 주위에 있는 경혈에 침을 놓는 것도 필요하지만 더 중요한 것은 눈 기운의 뿌리를 찾아 치료를 했던 것이다. 안과에서는 눈만 대상으로 치료한다. 한의학은 눈과 연관되어 있으면서도 눈의 기운을 주관하는 간을 우선 치료하는 것이 양방의 치료와 구별되는 것이다.
눈에서 나타나는 비정상적인 증상을 해결하는 답은 간肝에서 찾을 수 있고, 간의 기능을 가장 빠르게 조절하는 것은 침술이다.
한번의 침술로 눈이 좋아지고 수면도 개선되고 두통도 없어졌다고 좋아하는 것을 보고 침의 속효를 다시 한번 실감하게 되었다.

이야기.

스물 둘

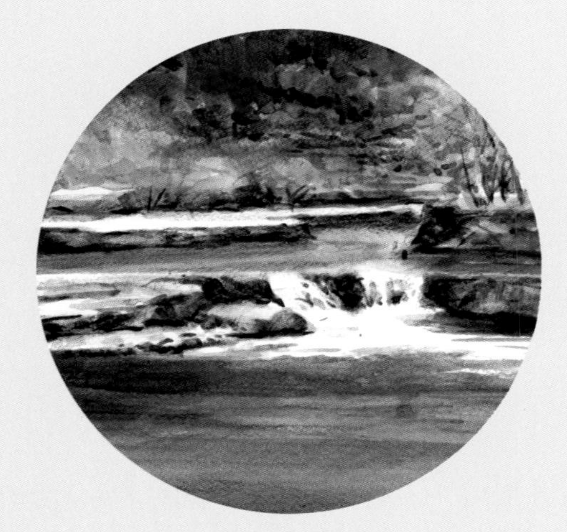

Painting. 박용대

육신있어 감사하고 눈 열려, 귀 열려
보고 듣는 일 장애없음에 족한 오늘입니다.

안면마비와 통풍이 완치되다

2011년 5월이었다.

지인의 소개로 안면신경 마비 치료를 위하여 69세의 남성이 찾아왔다.

3년 전, 극심한 스트레스를 받은 후 오른쪽 얼굴과 눈이 마비가 된 채 지금까지 잘 풀리지 않고 있다고 했다.

믿었던 부하 직원이 거액의 회삿돈을 챙겨 사라진 후, 배신감과 분노로 잠을 이룰 수 없었다고 했다. 배신도 배신이거니와 현실적으로 재정적인 문제가 대두되어 엄청나게 힘들었다고 했다.

그러던 어느 날 아침 양치를 하는데 오른쪽 입에서 물이 흘러내려서 입이 옆으로 돌아간 것을 알게 되었다고 했다. 눈꺼풀이 아래로 처진 채 눈을 감기 힘들어 병원을 찾았다고 했다.

병원을 다니며 넉 달 정도 치료를 했는데 이것이 치료의 전부였다고 했다. 치료를 해도 차도가 없어 그냥 둔 채로 지내왔다고 했다.

대화를 나누며 살펴보니 눈과 입이 자연스럽지 않아 보였다.
"아, 이, 우, 애, 오" 소리를 내어 보라고 했더니, 입술이 왼쪽으로 쏠리는 것이 눈에 띄게 표시가 났다.
안면신경 마비는 대개 발병 후 2주 정도면 마비가 풀려야 치료가 되는 것이라고 하는데, 이 환자처럼 2년 이상 지나도록 처음 마비된 상태로 장기간 지나온 것을 고치기는 쉽지 않다.
그러나 이보다 더 오래된 안면신경마비를 치료해서 좋아진 경험을 했던 터라 치료해 보기로 했다.
안면신경이 마비된 곳에 침을 맞을 때 환자들은 심한 통증을 느낀다. 어떤 사람은 침 맞을 때의 통증으로 울기도 한다.
침을 놓기 전, 오른쪽 눈 옆 이마 부위 태양혈 근처를 만져 보니 통증을 유발하는 곳이 있었다. 그곳이 아픈 곳이기도 하고 피부조직이 뭔가 부드럽지 못하고 손에 걸리는 느낌이 드는 곳이 있는데, 그곳이 침을 놓을 자리이다.
하관 주위 여러 곳에도 피부가 뭉쳐 있는 것을 감지할 수 있었다.
경혈 자리로 협거혈 부위에는 다른 곳과 달리 범위가 좀더 넓은 반응처가 나타났다. 청궁혈 부위는 안면신경 마비를 치료할 때 중요한 포인트다.
경혈이 위치한 곳에 침을 놓는 것도 치료에 필요하지만 경혈 주위에 산재해 있는 아시혈을 잘 찾아내고 이곳에 침을 놓는 것도 대단히 중요하다.
풍지혈 부근에는 근육이 뭉친 것이 제법 크게 만져졌다. 긴 시간 스트레스로 인한 불면의 흔적이 고스란히 남아 있었다. 두통이나 어지럼 등의 증상이 나타나는 경우 이곳을 풀어주는 것은 아주 중요하다.
스트레스로 잠 못 이루는 현대인을 치료하는 중요한 침 포인트 중에서도 중요한 곳이 풍지혈 부근인 후두부 근육의 긴장을 풀어주는 것이다.

두통이나 불면증, 신경성 불안증, 기억력 장애, 집중력이 떨어진 경우 등 이곳 풍지혈과 그 주변의 뭉치고 딱딱한 근육을 침으로 풀어주면 먼저 정신이 맑아지고, 숙면을 하게 되어 두통이 사라진다.
이처럼 정신을 맑게 하고 기억력을 높여주며, 집중력을 올려 주기 위해서 풍지 주변을 다스려 주는 것과 함께 백회를 중심으로 전후 좌우 약 1센치에서 1.5센치 부위에 침을 놓아주면 더 좋은 효과를 볼수 있다.
이처럼 침을 활용하면 정신건강을 지키는데 뛰어난 효과를 볼 수 있다는 생각이다.

침구학 책에는 침 치료의 효능을 한마디로 요약해 조기치신調氣治神이라고 한다. 이는 인체의 기운氣運을 조절하고 정신精神을 다스린다는 뜻이다.
오랜 임상 경험을 통해 육신의 통증을 다스리는데 있어 탁월한 효과가 있을 뿐 아니라 정신 건강을 지키는데 있어서도 침이 효과적이라는 것을 한 마디로 표현한 것이다.
과학 문명이 더 없이 발달한 오늘날 우리가 온전한 정신을 지니고 사는데 있어 조기치신調氣治神하는 효과가 탁월한 침술을 활용하는 지혜가 더 없이 절실한 이유다.
그리고 이 환자는 몇 년째 통풍으로 고생을 하고 있었다. 통증이 나타나면 진통제를 먹고 지내왔다고 했다.
상당한 애주가였는데 과음을 한 다음날이면 왼쪽 엄지 발가락 뿌리 부근이 벌겋게 붓고 통증이 심하다고 했다. 아플때마다 진통제를 먹는데 통증이 심할 때는 진통제도 듣지 않는다고 했다.
통증이 나타나는 곳에 침을 놓았다. 굵은 침으로 비교적 강한 자극으로 침을 놓았는데도 아프다는 말을 한마디도 하지 않았다.
통풍의 통증이 나타나는 곳에 침을 놓으면 거의 모두가 아프다고 소리를 지른다. 어떤 사람은 거의 비명에 가까운 소리를 내기도 하는데 이 분은 단 한마디도 아프다고 소리를 내지 않았다.
통풍으로 통증이 생기는 자리에 침을 놓고 아프다고 소리 지르지 않는 분을 처음 보게 되었다.
안면신경마비를 치료하는 동안 통풍이 생기면 아픈 곳에 침을 놓았는데, 두세번 치료한 이후에는 술을 마신 뒤에도 그전처럼 통증이 심하지 않다고 했다.
지난 연초에는 안부를 묻는 전화를 하던 중, 통풍이 어떤지를 물었는데, 그때 침을 맞은 이후로 한번도 통증이 없었다고 했다.
그는 세 번 침을 맞은 후에 얼굴이 편해졌다고 했다. 그 후 침을 맞을 때마다 얼굴이 점점 좋아졌고 웃거나 말을 할 때도 입 모양이 거의 정상으로 돌아왔다.
다른 사람이 보면 안면신경이 마비되었다는 것을 모를 정도로 좋아졌다.
1주일에 한 번씩 열번의 치료를 하고 안면신경마비 치료를 종료했다.

지난 1월 이 분을 만났다. 10년 전 치료를 끝냈을 때의 모습 그대로였다. 차를 마시며 대화를 나누다가 "나는 지금도 안 원장이 10 년전에 알려준 허리운동을 하고 있어. 그 때부터 하루도 빼놓지 않고 했더니 내가 나이 여든이 다 되었는데도 키가 조금도 줄지 않았어. 180센티 그대로야. 그 운동이 참 좋은 것 같아."라는 말을 들었다.
일어선 모습이 허리가 꼿꼿했다. 노인 특유의 구부정한 모습은 찾아 볼수 없었고 걸음도 힘찼다.
자기 관리에 성공한 사람만이 풍기는 건강한 모습이 보기 좋았다. 나이가 들면 척추도 노화되어 키가 작아지게 되는데 이는 척추사이의 간격이 좁아지기 때문이다.
60세가 지나면 정도의 차이는 있어도 누구나 신장이 줄어들게 된다.
노화가 자연스런 현상이듯이 키가 작아지는 것도 일종의 노화현상이다.
10년 전 이분께 허리 운동을 안내하게 된 것은 노화로 신장이 줄어드는 것을 염려해서가 아니었다.
척추사이가 좁아지면 키가 작아지기도 하지만 협착증이 생기게 되어 건강에 치명적이다.
척추에는 수 많은 경혈이 분포하고 있어 오장육부의 기능에 관여할 뿐 아니라, 척추는 인체의 대들보다.
척추의 치료와 예방을 위해 허리 운동을 알려 드렸던 것이다.
이것은 운동이라 할 수도 있고 자세 유지 방법이라고도 할 수 있다.
목부터 꼬리뼈 까지를 정렬시켜주는 데 도움이 되고 척추의 어느 곳에 통증이 있다 해도 도움이 되는 운동이다.

직경이 4~6센티, 길이 30센티 내외의 파이프나 둥근 나무 막대를 준비한다. 이것이 허리 운동 즉, 척추 자세 유지 운동을 하는 도구다. 파이프나 나무를 수건으로 감싸주면 준비는 끝난다. 이 도구를 등에 대고 거실이나 방바닥에 눕는다. 누워서 15분 이상 그대로움직이지 않고 누워있는 것이 전부다.

지금부터 설명하는 요령을 따라야만 이 운동의 효과를 제대로 볼 수 있다.

더 중요한 것은 누었다가 일어날 때다. 이 운동 중에서 가장 중요한 것이 일어날 때다 . 주의 사항대로 해야 다치지 않는다.

파이프나 막대를 수건으로 감싸는 것은 등에 대고 누웠을 때 밀리지 않기 위해서다. 이 파이프나 막대를 등에 대는 위치는 양쪽 젖꼭지를 이은 선의 수직에 두는 것이다. 이 자리는 대개 여성의 경우 브레지어 끈이 걸리는 자리다. 흉추 7번 자리다. 미리 파이프를 바닥에 놓은 다음 젖가슴과 수직이 되는 바닥에 놓인 파이프에 눕는다.

파이프나 막대 위에 1분 정도 누워있어도 등이 불편하지 않으면 제대로 자리를 잡은 셈이다. 그대로 누워 있으면 된다.

제자리가 아니면 1분이 되기 전에 등이 불편하다는 것을 알게 되는데, 이 때는 등을 위, 아래로 조금 옮겨서 편안한 곳을 찾으면 된다.

파이프나 막대를 제자리에 대고 눕게되면 15분, 20분, 30분이 지나도 몸을 움직이지 않아도 불편하지 않다. 그냥 누워있어 보면 움직이지 않고 5분을 견디기 힘들다는 것을 알게 되는데 파이프나 막대를 흉추7번 부위에 대고 눕게되면 움직이지 않아도 편안해진다.

허리가 측만증이나 전, 후방으로 변위된 경우 파이프를 대고 누우면 허리나 등이 아픈데 이때는 수건을 얇게 말아 목뒤에 대면 통증이 덜해진다.

흉추 7번이 있는 곳에 파이프를 대고 15분이 지나면 그 때 부터 척추의 모든 뼈들이 제자리를 찾아가게 된다.

등에 파이프를 대고 최소한 15분 이상 있어야 척추가 바르게 정렬되는 치료 효과를 기대할 수 있다.

등에 파이프를 대면 불편할 것이라 생각하기 쉬운데 파이프를 대고 누워 있으면 놀랍도록 편하다는 것을 알게 되고, 어느 새 잠이 들기도 하는데 척추가 제자리를 찾아가면 기혈의 순환이 원활해지게 되기 때문이다.

고교 1년생이 허리디스크로 통증에 시달렸는데 아침, 저녁 20분씩 3개월만에 파이프 운동만으로 통증이 사라지게 된 적도 있었다.
장시간 비행기를 타야 할 외국여행의 준비목록 1호에 들어가는게 파이프다.
호텔에 들어가자 마자 바닥에 파이프를 대고 30분 쯤 누웠다 일어나면 여독이 풀리고, 솜씨 좋은 안마사가 만져주는 것 보다 더 개운하고 상쾌해진다.
비행기에서 오래 앉아 있게 되면 어쩔수 없이 등과 허리가 구부려진다. 파이프를 대고 누워 있으면 목에서 엉덩이 아래까지 척추 전체가 제자리로 들어가는 걸 느낄 수 있다. 척추를 바르게 유지하면 최고의 컨디션으로 지낼 수 있다.

경추에서 꼬리뼈 까지 척추 전체를 정렬시켜 주는 데 파이프 운동만한 게 없다. 그리 큰 노력이 필요한 것도 아니고 운동치고는 편하기 짝이 없지만 척추에 관한한 어떤 운동보다도 효과가 뛰어나다.
외국 여행은 시차로 인해 잠을 설치게 되는데 이럴 경우 파이프를 대고 30분 쯤 누웠다가 잠자리에 들면 바뀐 환경에도 숙면을 할 수 있다.
파이프를 대고 누울 때 바닥이 너무 딱딱하거나 푹신해도 운동 효과가 떨어진다. 거실인 경우 요가 매트 위에서 하는 것이 좋다. 요가 매트 정도의 쿠션이면 적당하다. 푹신한 침대위에서는 효과를 기대하기 어렵다.

이제부터 일어날 때 주의 할 점에 대해 설명하겠다. 파이프를 대고 15분 이상 누워있으면 척추와 근육의 긴장이 풀리게 된다. 이런 상태로 바로 위로 일어나면 긴장이 풀려있던 근육이 갑작스런 동작에 긴장하게 되어 다치게 된다. 파이프에서 일어날 때는 반드시 몸을 옆으로 돌려서 엎드린 다음 손을 짚고 일어나야 한다. 이것이 이 운동을 하는데 가장 중요한 주의사항이다.

책상과 의자가 일률적으로 주어진 탓에 성장기의 청소년들의 체형이 변형되는 경우가 흔해졌다.
잠자기 전, 잠자리에서 일어난 후 15분~20분 정도 등에 파이프를 대고 누워 있는 것만으로 척추의 변형을 바로 잡을 수 있다. 척추가 바르면 성장에도 크게 도움이 된다.
공부하는 학생은 파이프를 대고 누워있는 동안 머리속으로 학습한 내용을 반복하는 것도 시간을 유용하게 보내는 방법의 하나일 것이다. 컴퓨터 앞에 앉아 긴 시간 작업하는 일과를 마치고 파이프를 대고 누워 있는 것만으로 하루의 피로가 풀려 나간다.

나는 장거리 운전으로 허리에 피로가 쌓이거나, 육체 노동을 한 후에 허리가 아플 때 마다 파이프를 대고 30분 정도 눕는 것이 버릇이 되었다. 이것이 허리가 부러지는 사고로 척추를 수술하고 지금껏 정상적인 활동을 하는데 큰 도움이 되었다.
잠자기 전과 잠자리에서 일어난 후, 파이프를 대고 15분 이상 누워있는 것은 척추를 가장 좋은 상태로 만들어 주는 운동 요법이다.
30년 넘게 이 운동을 해오면서 척추를 관리하는데 아주 좋은 방법이라는 것을 알게 되었다. 척추가 건강해야 몸과 마음이 모두 건강해질 수 있다. 척추를 건강하게 유지, 관리하는데 파이프 운동이 도움이 되기를 기대한다.

이야기.

스물 셋

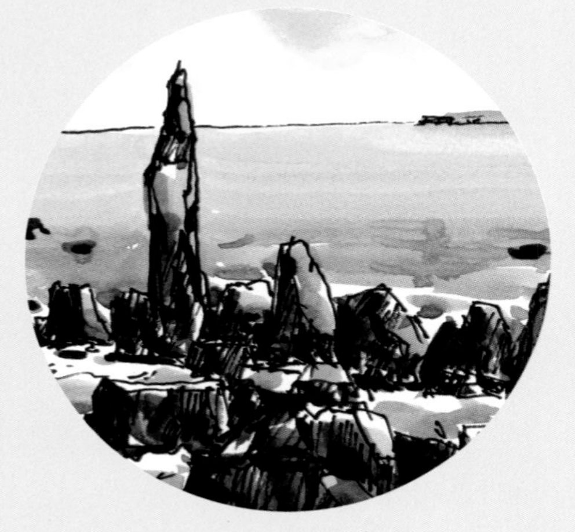

Painting. 박용대

마음으로 마주할 일이다.

한량없는 행복의 언어가 화답할 것이다.

교통사고 통증과 상처는 이렇게 고쳤어요

1년 전, 허리와 무릎이 아파 치료를 받고 있던 분이 내원하면서 교통사고를 당한 후 수술 한 남편을 데리고 함께 왔다.
나이는 56세로 교통사고가 나기 전에는 아픈데가 없었다고 했다.
야간에 빗길을 운전하다 차가 전복되어 오른쪽 이마 위와 눈 위를 다쳐 수술 했는데 한의원을 찾은 날은 수술 후 실밥을 뽑은지 이틀 되었고 아직 수술 자국이 선명했다. 목과 어깨, 그리고 머리와 눈 부위의 수술한 곳이 몹시 아파 잠을 잘 수가 없다고 했다.
목과 어깨는 차가 전복되는 과정에서 받은 충격으로 통증이 생긴 것이고, 수술한 곳은 어혈로 인해 통증이 생긴 것이었다.
침을 놓으려고 목의 근육을 만져보니 여러 곳에서 통증을 호소했다. 이런 곳이 충격으로 근육이 굳어지거나 뭉쳐진 것이다. 이런 곳에 침을 놓을 때마다 아프다며 얼굴을 찡그렸다. 어깨가 아프다고 했지만 등 뒤에도 압통점이 여러 곳에서 나타났다. 만져서 아프다고 하는 자리가 침을 놓을 자리다.
우리 몸은 아픈 곳을 정확하게 알려준다. 머리를 쓰지 않아도 아픈 곳을 알려 줄 뿐만 아니라 아픈 곳이 곧 치료를 하기 위한 자리이기도 하다.
통증을 치료하기 위해서는 아픈 곳을 찾아내고, 아픈 그 자리를 침으로 찌르는 것보다 더 좋은 방법이 없다. 특히 이 환자처럼 사고를 당하는 과정에서 충격을 받거나, 타박을 입은 경우에는 그 부위에 아픈 증상이 나타나게 된다. 그곳에 침을 놓으면 통증이 사라진다. 이처럼 통증을 침으로 치료하는 것은 사실 아주 단순한 작업이다. 억지로 현학적인 해석만 하지 않는다면.
목과 어깨와 등쪽의 통증이 나타나는 곳에 침을 놓은 후, 수술 부위에 침을 놓으려고 살펴보았다. 상처가 채 아물지 않은 곳도 있었지만 이럴 때 침을 놓으면 흉터가 잘 아물고 후유증이 덜하다는 것을 경험으로 알고 있기에 침을 놓았다.
침을 놓을 때마다 아프다고 했다. 오른쪽 눈 위의 수술 자리는 더 아파했다.
침을 다 놓고 나서 "침을 맞는 동안에 많이 아팠지만 지금은 어떠신가요?." 하고 물었더니,
"다른 곳은 그런대로 참을만 했는데 수술한 머리와 눈 위에 침을 맞을 때는 몹시 아팠습니다. 그런데 침을 맞고 5분쯤 지나니 머리가 맑아지고 정신이 들고 기분이 좋습니다. 목과 어깨 아픈 것도 좋아 졌어요."라고 대답했다.
다음 날 그분 한테서 전화가 왔다.
자고나니 어제 침을 맞고 난 뒤 더 좋아져 침을 더 안 맞아도 될것 같다고 했다. 수술한 머리와 눈 위 부위도 어제보다 편해졌다고 했다.
자가용을 운전하는 사람들이 늘어나다 보니 빈번하게 교통사고가 일어난다.
언제 어디서든 자동차 사고는 일어날 수 있는 상황이 되었다.

운전자나 보행자 누구나 예비 장애인이라는 말이 있다.
운전 중 휴대폰 사용은 음주 운전보다 위험하다는 광고가 여기 저기 붙어 있는데도 휴대폰을 사용하는 운전자를 자주 보게 된다. 저래도 되나 싶을 때가 많지만 예사로 그런 광경을 보게 된다.
교통사고는 당해 보기 전에는 심각성이 어느 정도인지 잘 모른다.
다른 사고와 달리 교통사고는 큰 부상으로 이어지는 경우가 흔하다. 사망사고로 이어지기도 하고, 사고로 당한 부상을 치료해도 장애를 지니고 살아야 하는 경우도 있다.

나는 젊은 시절 교통사고로 척추가 부러지는 부상을 입고 수술을 했지만 퇴원 후 오랜 기간 후유증에 시달렸다.
내 손으로 통증을 치료하는 과정에서 침술에 새롭게 눈을 뜨게 되었다.
그것은 통증이 나타나는 곳에 침을 놓는 것이었다.
통증이 있는 곳, 즉 압통점 이라는 곳에 침을 놓는 것은 임상에서 보통으로 시술되고 있는 흔한 방법이라 새로울 것이라곤 전혀 없었다.

침을 놓는 사람이면 누구나 알고 있는 단순하고 흔한 방법이지만, 나는 우연한 계기로 이 단순한 방법을 다른 시각에서 바라보게 되었고 이를 침을 놓는데 적용하였다. 그리고 통증에서 벗어나게 되었다.
통증이 나타나는 곳이 바로 침을 놓아야 하는 자리라는 것을 나는 내 몸을 통해서 구체적으로 경험하게 되었다.
통증이 나타나는 곳에 강하고 빠르게 침을 놓은 다음 침을 꽂아 두지 않고 곧바로 침을 빼는 것이 새로 경험한 방식이었다.

이후에 환자를 치료할 때 마다 침을 놓고 바로 침을 빼는 방법으로 시술하게 되었고, 많은 사람들이 통증에서 빠르게 해방되었다. 지난 십여 년 넘게 이런 방법으로 침을 놓았는데 효과가 자못 컸다.

특히 작업현장에서 사고로 다치거나 교통사고의 후유증으로 통증에 시달리는 이들을 치료할 때는 시술과 동시에 빠른 효과를 거두게 되었다. 교통 사고의 부상을 치료하기 위해 수술을 하게 되면 예상치 못한 상황에 맞딱뜨리게 된다.
수술 부위의 통증은 참기 힘들 때가 있다.
얼굴이나 이마 등 눈에 보이는 부위를 다쳐 수술을 하게 되면 수술 자리의 흉터를 없애기 위해 다시 성형수술을 해야 하는 경우도 있다.

병원에서 성형수술을 하는 것은 일반적으로 잘 알려져 있는데, 침술로 흉터를 없앨 수 있다는 사실을 아는 사람은 많지 않다.

침술 성형은 몇 가지 특징이 있다. 시술 시간이 오래 걸리지 않고 시술 후 곧바로 일상에 복귀할 수 있고, 양방 성형 수술과는 달리 부작용이 없다.

사고 당시 부상을 당할 때 어혈이 생기게 되는데 이때 생긴 어혈은 수술 후 통증을 일으키는 주범이다. 침술로 성형하는 과정에서 이런 어혈이 없어진다. 혈액순환을 촉진하는 침술의 효과 때문이다.
얼굴이나 이마와 같이 외부로 드러난 곳의 흉터를 없애는 침술 성형을 하면, 흉터가 사라지고 내장의 기능이 향상된다.

내장에 기운을 전해주는 경락이 얼굴에도 연결 되어 있기 때문에 얼굴에 침술 성형을 하면 경락이 자극되어 오장 육부의 기능이 향상되는 것이다. 또 이마의 흉터를 없애는 침술 성형을 하면 사고 때 생긴 두통에서 벗어나게 된다. 사고 당시의 기억으로 불면증에 시달리던 사람은 편안하게 잘 수 있게 되고, 놀랐던 가슴에 남아 있던 불안도 침을 맞은 뒤 깨끗하게 없어진다.

양방의 성형 수술로는 엄두조차 낼 수 없는 효과를 거두게 되는 것이 침술 성형이다.

양방의 성형 수술은 흉터를 없애기 위해 피부에 또 다른 상처를 내게 되지만, 침술 성형은 피부 조직의 혈액 순환을 촉진시키고, 상처 입은 피부를 재생시키는 효과가 뛰어 나므로 차원 높은 성형술이라 할 수 있다.

얼굴 흉터에 침을 놓으면 조직이 재생되면서 피부가 생기를 띄게 되고, 얼굴에 생기가 넘치고 피부가 맑아지게 된다. 양방의 성형수술로는 기대할 수 없는 결과를 얻을 수 있다.

교통사고로 척추를 다쳐 수술하게 되면 많은 경우 후유증에 시달리게 된다. 수술은 성공했다는 말과 시간이 지나면 점점 좋아진다고 하는데, 수술 후유증은 시간이 지나더라도 쉽게 없어지지 않는다.

수술한 곳의 상처가 아문다고 해도 목과 어깨, 허리와 무릎 등 여러 곳에 통증이 나타나는 것은 어혈 때문에 생기는 후유증이다.

어혈이 있으면 근육이 뭉쳐 통증이 생기게 된다.

이런 형태의 어혈은 통증을 일으키지만 X-레이나 CT, 또는 MRI 등으로 검사해도 잘 나타나지 않는다.

그야말로 원인을 알 수 없는 병이라고 할 수 있는데, 침술은 이런 어혈 치료에 효과가 탁월하다.

교통사고로 다친지 얼마 되지 않는 경우에는 침을 놓을 때 마다 통증이 빠르게 사라진다.
침을 놓아 혈액 순환이 원활해지면 오래된 통증도 치료된다.
오래된 통증은 치료과정에서 한 순간 통증이 더 심해지기도 하는데, 이는 정상적인 반응이고 어혈이 없어지는 과정에서 나타나는 현상이다.
가끔 이런 경우처럼 한번의 침 치료로도 좋은 효과를 볼 때가 있다. 이런 경험을 할 적마다 침의 뛰어난 효과에 새삼 놀라곤 한다.

이야기.

스물 넷

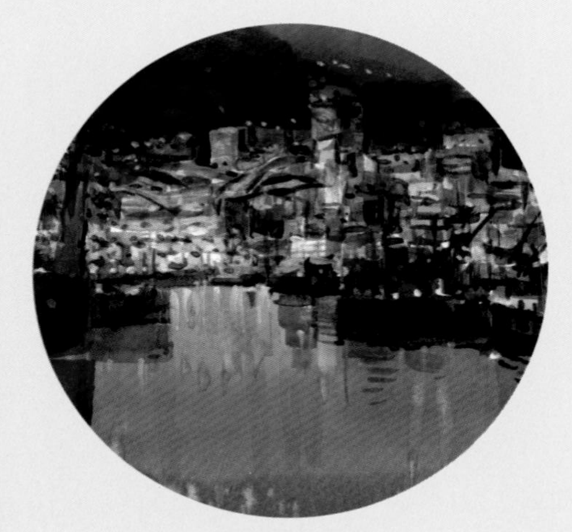

Painting. 박용대

마음이 먼저 알아 마중하는 일,

좋은 사람은 '선물'이다.

후종인대 골화증이라는데요!

2013년이었다.

개인 사업을 하는 54세의 남자분이 왼쪽 어깨와 목이 아파 잠을 잘 수 없다며 찾아왔다.

처음에는 팔이 찌릿찌릿 저리던 것이 점점 더 심해져 별로 무겁지 않은 물건도 들기 힘들 정도로 왼쪽 팔은 힘이 없다고 했다.

머리를 왼쪽으로 돌리면 팔이 저리고 아프다고 했다. 가장 고통스러운 것은 자다가 왼쪽으로 돌아 누우려면 통증 때문에 잠을 못자는데 그것이 가장 힘들다고 했다. 아픈지 6개월이 넘었다고 했다. 병원에 갔더니 후종인대골화증이라며 수술을 해야 한다는 말을 들었다고 했다.

"그런데 왜 수술을 받지 않고 한의원에 오셨느냐"고 물었더니,

"목디스크로 팔이 아프고 머리가 아파 잠도 못자고 꼼짝 못하던 동창생인 친구가 이곳에서 치료받은 후 멀쩡하게 나았다"며, "그 친구가 소개해서 찾아

왔다"고 했다.
"원장님만 믿고 치료 받겠습니다. 잘 부탁합니다."라며 환하게 웃었다. 그리고 "침으로 치료가 되면 수술하지 않을 작정으로 오게 되었다"고 덧붙였다.
목디스크나 경추 협착증이라는 진단을 받고 한의원을 찾는 분들을 자주 보는데 '후종인대 골화증'이라는 병명으로 오신 분은 처음이었다. 그런 병명이 있는지도 그때 처음 알았다.
인터넷으로 검색을 해보니 경추에 생기는 '후종인대 골화증'은 후종 인대가 굳어져 팔로 내려가는 신경을 압박하여 생기는 병이라고 설명되어 있었다.
엑스레이나 CT, 또는 MRI 촬영을 통해 신경의 손상 정도를 확인할 수 있는데 신경 손상이 생기기 전단계에서 수술을 하게 되면 치료가 되는 병이라는 설명도 부가되어 있었다.
팔과 어깨에 통증이 생기게 된 원인은 병원에서 받은 진단으로 알았으니, 우선 통증을 줄이는 것이 급선무였다.
침을 놓은 후 통증이 어느 정도 덜해지는지를 보면 침으로 치료할 수 있을지를 알 수 있을 것이라고 설명했다. 치료를 한다고 해야 길게 치료하면 열 번 정도일테고 두세 번 침을 놓고도 통증이 사라지지 않으면 수술을 해야 할 것이라고 말씀드렸다.
목에 침을 놓기 위해 목의 앞뒤 좌우 근육을 만져 보았더니 왼쪽 옆면은 근육이 굳은 것이 피부에 나타날 정도였다.
경추 3번에서 5번까지는 만지면 소리를 지를 정도로 아파했다. 아픈 곳들을 찾아 침을 놓았다. 왼쪽 어깨가 많이 아프다고 했는데 오른쪽 어깨도 통증이 심했다. 목과 어깨의 아픈 곳에 침을 놓았다.
다음 날 다시 왔는데 별다른 차도가 없다고 했다.

지난 번 처럼 목과 어깨의 아픈 곳을 찾아 침을 놓았다. 그래도 여전히 통증이 심하다고 해서 매일 치료하기로 했다.

다섯 번 치료 후에도 통증이 줄어들지 않았고 목과 어깨가 아파 잠을 잘 수 없다고 했다.

침을 맞은 뒤에도 아프다고 했지만 침을 놓을 때 마다 목과 어깨의 근육이 점점 부드러워졌다.

아무런 변화가 없었으면 침 놓는 것을 그만 두려고 했지만, 치료를 할수록 통증은 줄어들지 않았지만 뭉쳤던 근육이 풀어지는 것을 보게 되어 계속해 보기로 했던 것이다.

환자는 통증에만 신경을 쓰지만 치료하는 입장에서는 치료가 진행되는 것이 확인되면 흔들리지 않고 지속적으로 해나가는 자세가 중요하다는 것도 경험하게 되었다.

통증이 나아지려면 먼저 근육에 변화가 있어야 하는데 다섯 번 침을 놓는 동안 목과 어깨를 둘러싸고 있는 근육이 부드러워지는 것을 확인했기 때문에 반드시 나을 것이라고 생각했다.

그 동안 여러 환자를 치료하면서 얻은 경험으로 봐서 머지 않아 통증이 줄어들게 될 것이라 믿었다.

치료 받으러 올 때 마다 아프다고 했지만 내가 하는 치료가 분명 효과가 있을 것이라 확신했기에 늘 웃으며 곧 통증이 좋아질 것이라고 위로할 수 있었다.

치료하는 선생의 태도는 통증에 시달리는 환자의 사기에 크게 영향을 미친다.

막연히 말로만 치료가 잘 될 것이라고 하는 것보다는 치료 경험을 통해 내면에 다져진 믿음이 담긴 격려라야 환자에게 힘이 되는 것이다.

통증에 시달리는 환자는 극도로 신경이 예민한 탓에 치료하는 사람의 말에 얼마나 힘이 있는지 담박에 알아 차린다.

그런데 여섯 번째 침을 놓은 뒤부터 통증이 조금씩 줄어들기 시작했다.
매일 치료를 한 것이 효과가 있었던지 열 번 치료를 하고 나서부터 통증이 현저하게 줄어 들었다. 목을 숙이거나 돌려도 통증이 심하지 않게 되었다.

아침부터 저녁까지 일을 하고 난 뒤에라야 침을 맞을 수 있었기 때문에 일요일을 제외하고 매일 침을 놓았다. 목과 어깨의 근육이 뭉친 곳들이 풀리게 되자 부드러워졌다. 근육이 부드러워지면 통증은 현저하게 가라앉게 되는데 치료를 할 때 마다 근육이 부드러워지는 것을 확인했다.
스무 번 침을 놓고나서 통증이 거의 없어지게 되어 1주일에 두세 번 치료하여 26회로 치료를 끝냈다.

이 분은 목과 어깨를 집중적으로 치료했다.
처음 며칠 간 침을 놓았지만 통증이 심했던 것은 뭉친 근육이 풀리지 않았던 탓이다.
두 번 째 치료 후부터 다섯 번 째 까지도 통증이 사라지지 않았던 것도 이 때문이었다. 통증이 그대로 남아 있어 고통을 호소했지만 흔들리지 않고 침을 계속 놓았던 것은 근육의 상태가 날로 변화되는 것을 감지했기 때문이었다.
자신의 몸에 침을 놓기를 자주 하게 되면 근육이 변화하는 것을 어렵지 않게 감지할 수 있게 된다.
손으로 만져서 알게 되는 것이므로 말로 설명하기가 쉽지않다.

내가 나를 치료하면서 근육과 피부가 변화할 때의 느낌을 손으로 감지하는 경험이 없었다면 환자가 계속해서 아프고 잠을 못잘 정도로 고통을 받는다고 말한다면, 침 치료에 대한 자신이 없어지게 되어 치료를 포기 했을지도 모른다.

자기가 시술하는 침술에 대한 흔들리지 않는 믿음이라야 어떤 형태의 통증이라도 치료할 수 있는 것이다.

병명이 무엇이라 하든지 비정상적인 근육과 피부를 찾아내어 침을 놓으면 통증도 사라지고 증상도 개선된다.

때로 침술에 대한 인체의 반응은 신비하기만 하다.

다만 그 신비의 세계는 자기 체험이라는 스승이 이끌 때라야 진면목을 드러내는 것이다.

후종인대골화증이라는 낯선 병명으로 찾아 왔기에 나의 기억에 오래 남아 있다.

이 글을 쓰면서 그 간의 안부가 궁금하여 전화를 했다.

반갑게 전화를 받는 목소리가 전화기를 통해 들려왔다.

그때 치료한 이후 목이나 어깨가 아주 편안해져 잘 지내고 있다고 했다.

이야기.

스물 다섯

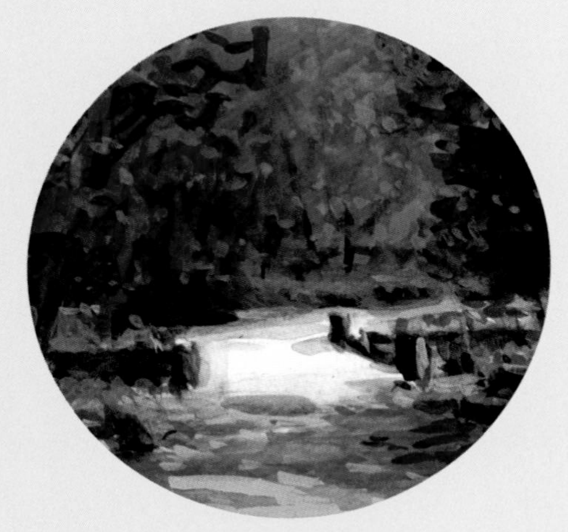

Painting. 박용대

간절하면 이루어진다.

지극하면 가능해진다.

지리산에 휴식차 왔다가 전신 무기력증 치료되다

2019년 5월 말경, 제주도에 살고 있는 여성분이 지리산이 좋아 휴양차 왔는데 묶고 있던 펜션 주인의 소개로 한의원에 오셨다.
매년 지리산을 찾는다며 이번에는 조카와 함께 왔다고 했다. 몸이 좋지 않은 조카를 데리고 지리산에 왔는데, 조카도 조카지만 자신의 몸이 더 안좋은 상태라고 했다.
함께 오신 남편 되는 분은 부인보다 다섯 살이 많은데 건강했다. 여성분은 예순 한 살이라고 했다.
그냥 보기에도 몹시 허약해 보였다. 말 소리에도 힘이 없었고 기운이 하나도 없는 사람처럼 보였다.
태어날 때 부터 몸이 약했다고 한다. 뭘 먹고 싶은 적이 없다고 했다.
먹기만 하면 체하기 일쑤고 속이 더부룩하고 불편하다고 했다.
변비가 심해 일주일에 한번 이나 두번 대변을 보기는 하는데 자주 설사가 날 때도 있다고 했다.

20년전에 수영장에서 목을 다친 뒤로 목디스크와 협착증으로 오래도록 힘들었다고 했다. 밤이면 불면증으로 날을 새우다 보니 늘 머리가 무겁고 아프다고 했다. 까닭없이 마음이 불안하고, 불안한 마음이 들면 가슴이 두근거릴 때가 잦다고 했다. 최근에는 돌아서면 잘 잊어 버리고 어떨 때는 단어가 생각나지 않을 때도 있다고 했다. 지금까지 살면서 자신의 기억으로 기운이 났던 적이 한번도 없었다고 했다.
양쪽 종아리가 항상 저리다고 했다. 더운 여름에도 다리와 종아리는 차고 시리다고 했다. 여름에도 따뜻한 물에 세수를 해야 할 정도로 몸이 춥다고 했다. 안아픈 곳이 없고 그냥 걸어 다니는 종합 병원이라며 웃었다.
지리산에 닷새 정도 머물 예정이라고 했다. 치료할 수 있는 시간이 그 정도였다. 이분은 기혈이 모두 허약하고 혈액 순환도 저조한 상태였기 때문에 우선 기운이 잘 돌게하는 치료가 필요했다.
기혈 순환을 원활하게 하는데는 그 무엇보다도 침이 빠르다. 침은 막힌 기혈을 뚫어 주는 효능이 탁월하다. 그것도 치료하게 되면 즉시 효과가 나타난다. 뭉치거나 막힌 기혈을 뚫어주면 인체는 생명의 신비를 드러내게 된다. 기운이 돌기만 하면 인체는 정상적으로 움직인다. 힘이 없고 의욕이 떨어진 것은 기운이 잘 돌지 않기 때문이다. 이럴 때 기운을 돌리는데는 침이 으뜸이다. 한의학에서는 일침, 이구, 삼약이라고 했다.

여기에서 일침一針이라는 것은 병이 났을 때 먼저 침으로 기운을 순환시키는 것이 생명 활동을 유지하거나, 촉진하는 데 있어서 선행되어야 한다는 말이

기도 하다.
머리에서 발까지 골고루 침을 놓았다. 약한 몸이지만 침을 놓고 나니 얼굴에 화색이 돌았다. 침을 놓은 후 아픈 곳이 더 있는지 물었더니 오른쪽 발목을 삐끗한지 오래 되었는데 자주 아프다고 했다. 정확하게 언제 삐끗한지는 기억할 수 없다고 했다.
오른 쪽 발목의 구허혈 부위가 부어 있었다. 부어있는 곳을 만져보니 심하게 통증을 호소하는 곳이 있었다. 이곳에 침을 놓을 때는 통증이 심하다고 했지만, 잘 참고 침을 맞았다.

첫 날 침을 놓기전에 침을 맞고 난 후 밤이되면 온 몸이 쑤시고 더 아플 수 있다고 미리 알려주었다. 다음 날 치료를 받으러 왔다. 간밤에 몸살을 했는데, 아침에 일어나니 어제 보다 몸이 한결 가볍고 기분이 좋다고 했다. 보통 밤늦게까지 잠이 오지 않아 자리에 누워 뒤척였는데 침을 맞고 나니 저녁을 먹고 얼마 지나지 않아 잠이 쏟아졌다고 했다.
닷새 동안 매일 침술 치료를 한 뒤에, 지금껏 지내오면서 가장 컨디션이 좋은 날이었다고 했다. 마지막 날 감사 선물로 사왔다며 아내에게 예쁜 모자를 건네주고 다음에 지리산에 오면 다시 찾아오겠다며 돌아갔다.

기운이 약하거나 체력이 현저하게 떨어진 경우에는 침을 놓는 것을 주의해야 한다. 대개는 침 치료를 하지 않으려고 한다. 침의 효능은 조기치신調氣治神이라고 했다. 기운을 조절하고 정신을 맑게 한다는 뜻이다. 이 말을 잘 새겨보면 기운이 약한 사람은 정신이 맑지 않으니 침으로 정신을 맑게 해야 한다는 말이다.

또 기운을 조절해야 약해진 기운이 제대로 순환되는 까닭에 힘이 없고 기운이 없다고 침을 놓지 않는다는 것은 침의 효능을 잘못 이해한 것이 된다.

침의 해독 효과는 탁월하다. 술에 취해 덜 깬 사람은 백회 주위의 사신총에 침을 놓으면 놓자마자 눈동자가 똘망똘망해진다. 취기는 간 곳을 모를 정도로 효과가 빠르다.
나쁜 기운인 탁기濁氣를 제거하기 위해 침을 놓을 때는 빠르게 침을 놓고 빼야 한다. 침을 꽂아놓고 유침을 하게 되면 탁기만 빠져 나가는 것이 아니라, 인체의 정기精氣도 함께 나가게 되어 피로해지고, 체력이 약한 사람이나 피로한 사람은 혼침, 즉 침을 맞은 뒤에 정신이 혼미해지고 어리럽고 속이 메쓰꺼워하고 심하면 쓰러지는 상태가 된다.

침을 꽂은 후 15분에서 30분을 유침하는 치료 방법은 상황에 따라서 잘 선택해야 침의 효과를 최대한 살릴 수 있다. 나는 지금의 화타침법을 스스로 알게 된 이후 유침을 하지 않는다. 유침을 하지 않고도 침의 드라마틱한 효과를 수없이 경험했다.

이야기.

스물 여섯

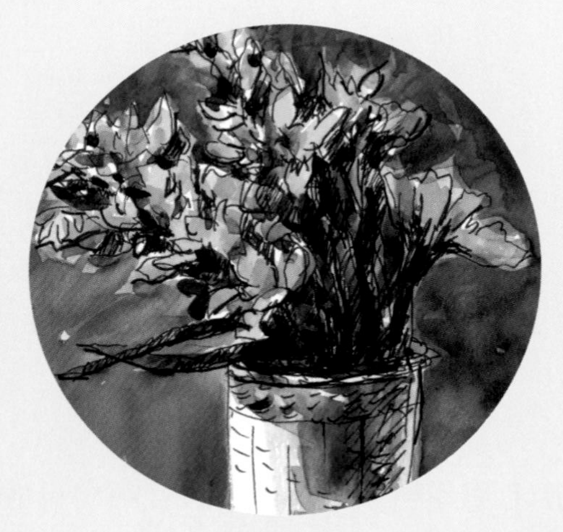

Painting. 박용대

우리 모두는 '되어가는 과정'에 있다.

수행의 과정처럼 완성으로의 과정에 있는 셈이다.

전신통증 보행불가, 단 한번으로 걷다

#1

쉰 다섯 살의 여성이었다. 쉰 살이 되던 해에 갑자기 어느 날부터 허리가 아파 침을 맞고 한약을 지어 먹으며 치료를 했는데도 낫질 않아, 양방에서 물리치료를 받기도 하고, 도수 치료와 여러 치료를 했지만 여전히 낫지 않아 허리 수술을 했단다.

수술 후에도 여전히 통증이 심해 다시 허리 수술을 했는데 두 번의 수술 후에는 허리 통증은 그대로 일 뿐 아니라 다리가 저리고 아파 걷지 못할 정도로 더 나빠졌다고 했다.

두 번의 허리수술 후 걷는 것이 더 힘들어지게 되자, 이번에는 무릎 수술을 해야 한다고 해서 좌우 무릎 수술을 했단다. 양쪽 무릎을 수술한 후에도 다리와 무릎이 아파 걸을 수 없었다고 했다.

오른쪽 어깨도 아픈지 오래되어 팔을 잘 쓰지 못해 치료를 하다 결국 수술했는데, 수술 후에도 여전히 팔을 들수 없을 정도로 아프다고 했다.
밤에도 통증이 심해 잠을 자려고 수면제를 복용한지 오래되었다고 했다. 수면제에 취해 잠이 들긴 하는데 아침이면 늘 머리가 흐리고 자주 두통이 생긴다고 했다.
변비와 설사가 왔다갔다 하고 속은 늘 더부룩하고 소화가 안될때가 많고 식욕도 떨어진다고 했다.

#2
5년 동안 허리와 무릎 어깨에 걸쳐 네 번이나 수술을 하고 나니 온몸에 기운이 다 떨어졌고, 손가락 마디마디와 모든 관절이 아프지 않은 곳이 없을 정도로 통증이 심하다고 했다.
통증이 심해 채 5분을 걷지 못한다고 했다. 통증 크리닉의 진통제로도 아픔이 잘 가라앉지 않는다고 했다. 진통제에도 내성이 생긴 것이라고 본인이 진단했다.
다리를 옮기는게 무척이나 힘들어 보였다. 몇 걸음을 걷는 것도 힘들어 했다. 걷는 것을 보는 것만으로도 안타까웠다. 첫 걸음을 내딛는 어린애의 불안한 걸음걸이와 흡사했다.
허리와 엉치의 통증도 통증이지만 다리가 저리고, 무릎이 아파 걸음을 옮기기 힘들다고 했다.

#3
수술로 근육과 피부에 상처를 내지 않았다면 침으로 치료하기가 더 쉽다.
오래도록 허리가 아파 찾아오는 분이라도 수술을 하지 않은 경우 침을 놓으면 수술한 사람보다 더 쉽게 통증이 가라 앉는다.
특히 수술 부위의 피부가 상한 곳, 즉 수술 흉터가 있는 그런 곳에 켈로이드가 형성되어 있는 경우에는 켈로이드가 있는 곳에서 통증이 심하게 나타나는 것을 자주 보게 된다.
수술을 하게 되면 수술하는 부위의 조직을 찢게 되는데 이렇게 손상된 부위에서 통증이 생기게 된다. 통증을 치료하려고 수술을 하게 되는데 역설적으로 수술한 그 자리에 통증이 생기는 것이다.

#4

허리가 아프더라도 수술하지 않은 상태에서 침을 놓으면 수술보다 훨씬 더 쉽게 통증이 완화된다.
수술하지 않은 곳에 침을 놓으면 침을 맞을 때 통증도 덜하다. 수술한 곳에 통증이 발생하여 그곳에 침을 놓으면 침을 맞을 때 통증이 심하다.
통증을 치료하기 위해 수술 자국이 있는 곳에 침을 놓은 회수가 거듭되면 흉터가 작아지거나 희미해지게 된다.
수술 자국이 있는 곳의 통증이 없어지면 그 자리에 더 이상 침을 놓지 않게 되는데 수술 흉터를 없앨 요량이라면 거듭 그 곳에 침을 놓으면 좋은 효과를 보게 된다. 그야말로 일석이조다. 통증도 잡고 흉터도 없앨 수 있기 때문이다.

#5

통증을 완화하는 것이 급선무였다.
치료받는 사람도 아픔이 덜해져야 치료에 대한 믿음이 생기고 그래야 치료가 더 잘된다.

다리가 저리고 아픈것이 허리디스크나 협착증이 원인인 경우가 많다. 허리에서 다리로 내려가는 신경이 눌리게 되면 다리가 저리고 통증이 생긴다. 다리로 내려가는 신경이 눌리는 것은 허리에 있는 근육이 경직되거나 약화되기 때문이다.

가장 이상적인 해결책은 허리근육을 스스로 키워주면 허리는 아프지 않게 된다. 다리가 저리거나 통증이 생기지도 않게 된다. 혼자서 허리 근육을 키워주는 운동을 할 정도라면 통증을 치료하러 다니지 않는다.

이 여성처럼 걷기도 힘든 사람이 혼자서 허리근육을 키우는 운동을 한다는 것은 상상하기 어렵다.

허리에 침을 놓기 위해 보니 허리를 수술한 곳에 흉터 자국이 뚜렷했다. 흉터에 곧바로 침을 놓으면 무척 아프다고 한다. 그래서 처음에는 흉터 옆에 나타나는 압통점을 찾아 침을 놓았다.

허리와 골반이 이어지는 곳을 만져보니 아주 심하게 통증을 호소했다. 이곳을 풀어야 걷기 편해지고 다리가 저리지 않게 된다. 고관절 부위도 압통점이 나타났다. 서혜부와 고관절 부위의 통증을 잡으면 허리와 다리가 한결 편해진다.

허벅지는 앞뒤 할 것 없이 누르는 곳마다 아프다고 했다. 특히 허벅지와 무릎의 수술한 부위를 만질 때는 더 아프다고 했다. 이렇게 여러 곳에서 통증 반응이 나타나면 이 모든 곳에 침을 놓아야 한다.

침 치료를 하는 경우에는 경락을 선택하고 그 경락 중에서 가장 주효한 경혈을 선택하여 그 곳에 침을 놓는것이 일반적이다. 그 방법은 나름의 치료 효과가 있는데 이렇게 하려면 전문적인 침구학 지식이 필요하다.

나는 침구학의 이론과 실제 시침방법에 대해 설명하려는 게 아니다. 만져보고 눌러보면 아프다고 하는 통증 반응처, 곧 아시혈을 찾아 그 곳에 침을 놓는 것을 말하고자 하는 것이다.
그런데 놀랍게도 이렇게 아픈 곳에 침을 놓으면 아픈 당사자가 침의 효능을 가장 먼저 알아차린다.
어떤 경우에는 침을 놓고 빼자마자 통증이 사라진다. 번개같다고나 할까?
내게서 침을 배운 후배 한의사가 한 말이 생각난다. 이 침은 놓는것도 빠르지만 효과가 빨라 이름을 번개침이라 하면 어떠냐고 한 적이 있었다.
허리, 엉치 골반, 무릎과 장단지와 발목에 걸쳐 통증이 나타나는 곳을 하나하나 찾아 침을 놓았다.
치료 베드에서 내려와 걸어 보게 했다. 바깥에 나가서 잠깐만 걸어봐도 되겠느냐고 물어보길래, 그렇게 하라고 했다. 5분도 채 걷지 못한다고 했는데 밖에 나간지 5분이 지나고 10분이 지나도 돌아 오지 않았다. 거의 20분이 지나고서야 들어왔다.
얼굴을 보니 흥분이 되었는지 붉그레 했다.
"조금만 걷고 돌아오려고 했는데 자꾸 발길이 옮겨져 걷고 또 걸었어요. 얼마만에 이렇게 걸었는지 마음이 벅차서 계속 걸었어요. 아픈게 다 가시진 않았지만 전보다는 훨씬 편해요. 그런데 선생님, 어깨가 너무 아파요. 어깨가 아파서 돌아왔어요. 어깨도 침을 놓아주세요."라며 웃었다.

#6

어깨를 치료하려고 보니 수술한 오른쪽 어깨는 보기에도 근육이 힘이 없어 보였다. 어깨와 팔을 잇는 곳에는 수술 자국이 선명했다.

팔을 들어 보라고 했더니 왼손으로 받쳐서 겨우 들어 올렸다. 오른 팔을 들 때는 왼손을 받치는 것이 습관이 되었다고 했다.

목과 어깨와 팔의 근육이 위축되어 있는 곳, 뭉쳐서 피부가 단단하게 만져지는 곳, 만지면 아파하는 곳을 찾아서 침을 놓았다. 뒷머리와 목을 감싸고 있는 근육을 만져보니 잠을 못자는 사람들에게서 잘 나타나는 증상인 근육이 뭉친 곳이 여러 군데였다. 이런 곳이 풀리면 수면제의 도움없이도 잘 수 있고, 자고 일어나면 머리가 맑고 정신이 상쾌해진다.

침을 놓고 팔을 들어보게 했더니 전보다 낫긴 한데 아직도 힘을 쓸 수가 없다고 했다.

#7

일주일에 한 번 치료하기로 했다. 10회 치료를 하는 동안 전체적으로 통증이 절반 이하로 줄었다고 했다.

5분도 걷지 못했는데 5회 치료 이후부터는 30분 정도 산책을 할 수 있었다. 어깨는 8회 치료 이후부터 왼손의 도움없이 들어 올렸다. 허리와 다리, 무릎의 극심한 통증은 가벼워져서 진통제를 먹지 않아도 될 정도로 좋아졌다.

#8

환자를 치료하면서 느낀 아쉬운 점은 수술을 하지 않고 침으로 치료를 했더라면 훨씬 더 빨리 그리고 더 온전하게 회복되었으리라는 것이었다.

이야기.

스물 일곱

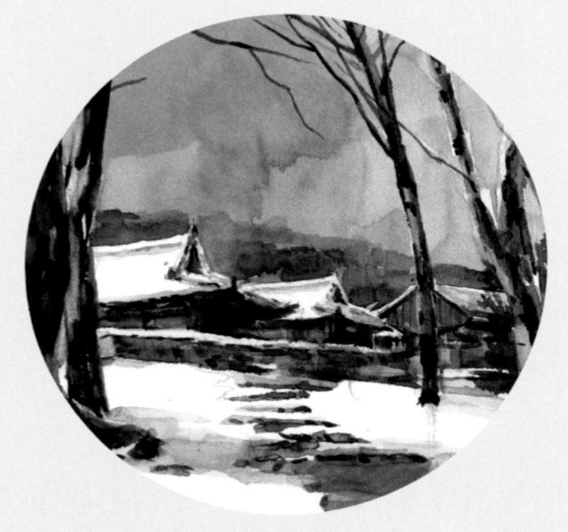

Painting. 박용대

뼈에 사무치는 추위를 겪지 않고서야
어찌 꽃을 얻을 수 있겠는가.

걷지 못하던 젊은이 날개 달았네

허리와 어깨 치료를 받았던 분이 아들을 데리고 오셨다.

통풍 때문에 10년 넘게 병원을 다녔다고 했는데 나이는 36세라고 했다.

175cm 정도의 키에 몸무게가 120kg 넘었다

그는 양쪽 엄지발가락 뿌리 부근에 밤톨만한 크기의 혹이 있었다. 고등학교 때부터 패스트푸드와 탄산음료를 즐겨 먹었다고 했다. 지금도 밥보다는 햄버거나 라면 등 패스트푸드를 먹을 때가 많다고 했다. 회사에서 동료들과 회식을 할 때도 대부분 고기를 먹는다고 했다

병원에서 진통제를 처방 받아 약을 먹는데도 통증이 심하다고 했다. 병원을 찾아 수술을 할 수 있는지 물어 보았는데 너무 커서 수술을 할 수 없다고 했다.

또한 통풍을 유발하는 곳의 혹으로 인해 신발을 제대로 신을 수가 없다고 했다. 신발은 겨우 뒷굽을 구겨서 신는데 그나마 걸을 때는 아파서 걷기조차 힘

들다고 했다.

통풍치료로 한의원을 찾아오는 다른 분들에 비해 통풍이 있는 부위의 혹이 유난히 큰 편이었다.

대개는 통풍이 나타나는 자리가 다른 곳에 비해 통증이 심하거나 빨갛게 부어오르는 것이 보통인데 이 환자의 경우는 달랐다. 혹처럼 커져 있는 곳은 색깔도 진한 흑빛의 자주색이었다.

혈관에 요산이 쌓여 통증이 생기는 것이 통풍이라고 하는데 이 젊은 분에게는 요산도 요산이거니와 나쁜 피가 그곳에 잔뜩 몰려있는 것이 눈에도 띌 정도였다.

패스트푸드를 즐겨 먹는 사람들에게는 변비처럼 대변이 굳게 나오거나 설사처럼 묽게 나오는 것이 번갈아 나타나는데 이 분도 마찬가지라고 했다. 고지혈증 약도 먹고 있다고 했다. 통풍 치료는 다른 곳을 치료하는 것도 필요하지만 통증이 나타나는 곳에 직접 침을 놓는 것이 가장 중요하다.

통풍으로 생기는 통증은 상상하기 힘들 정도로 극심하다. 일단 통증이 나타나기 시작하면 견잡을 수 없을 정도로 통증 때문에 고통스러워 한다.

통증이 나타나는 곳에 직접 침을 놓게 되면 침을 맞을 때의 통증 또한 아주 심하다. 그런데 통증이 나타난지 1~3년 정도인 경우는 침을 놓으면 얼마 지나지 않아 통증이 상당히 덜해지고, 어떤 경우는 한 두번의 침 치료로도 통증이 없어지기도 한다.

침으로 통풍의 통증을 치료하는 효과는 상당히 탁월하다. 그런데 10년 이상 통풍이 오래 지속된 경우는 치료에 더 많은 시간이 걸린다.

이 환자는 혹 덩어리를 여덟 등분한 후 가운데 부분은 위에서 아래로 침을 놓았고, 나머지 여덟 곳은 혹덩어리의 낮은 부위에서 가운데를 향해 침을 놓왔다.

통풍 치료는 요령이 필요하다. 통풍으로 통증이 생기는 자리에 침을 놓을 때는 몹시 아프기 때문에 신속하게 침을 놓는 것이 아주 중요하다.

통풍의 통증을 줄이거나 없애는데 침의 효과가 탁월한 것은 사실이지만 한 가지 아쉬운 점은 해당 부위에 침을 놓으면, 침을 맞는 사람은 순간적으로 상당한 통증을 맛본다는 것이다.

물론 순간적인 아픔이라 참을 수 있지만 통풍 자체의 통증도 상당한데다 그 자리에 침의 자극이 가해지면 침을 맞는 그 순간은 아주 아프다. 그러므로 주의를 집중하여 신속하게 자침하는 요령을 평소에 익혀 두어야 통풍 치료에 요긴하게 쓸 수 있다.

이 환자도 경추나 허리, 복부에 침을 맞을 때는 아프다는 소리를 하지 않았는데 엄지 발가락 뿌리 부위의 혹덩어리에 침을 맞을 때는 아프다고 소리를 냈지만 잘 참고 견뎠다.

일주일에 한번 치료하기로 했다. 두 번째 치료하러 왔을 때 처음 침을 맞고 난 후 통증이 덜했지만 여전히 걸을 때는 많이 아팠다고 했다.

그 이후, 일주일마다 치료를 했는데 다섯 번 치료 후부터 통증이 줄어들기 시작했다. 치료를 할수록 덩어리가 점점 작아졌다. 열번 치료 후에는 혹덩어리가 눈에 띄게 줄었다. 처음 크기의 반 정도로 줄었다. 그리고 진통제를 먹지 않고 견딜수 있다고 했다. 걸을 때 통증이 없진 않지만 전보다 걷기가 쉬워졌다고 했다.

회사 사정으로 일주일에 한번 가량 치료를 못할 경우도 있었지만 이후 아홉 번 더 치료했다.

진통제를 먹지 않고 생활할 수 있게 되었고, 걸을 때 통증이 있긴 했지만, 생활에 그리 크게 지장이 없게 되었으며 일주일 중 쉬는 날이 하루도 없었던 탓에 본인도 좀 쉬고 싶어했기에 치료를 종결했다.

통증이 나타나는 부위의 혹덩어리가 모두 다 제거되지는 않았지만 처음 상태에서 절반 이하로 줄어 들었고, 진통제 없이 지낼수 있을 정도의 결과를 얻었던 것은 오래된 통풍 치료에도 침 치료가 상당한 효과가 있음을 알게된 소중한 경험이었다.

이야기.

스물 여덟

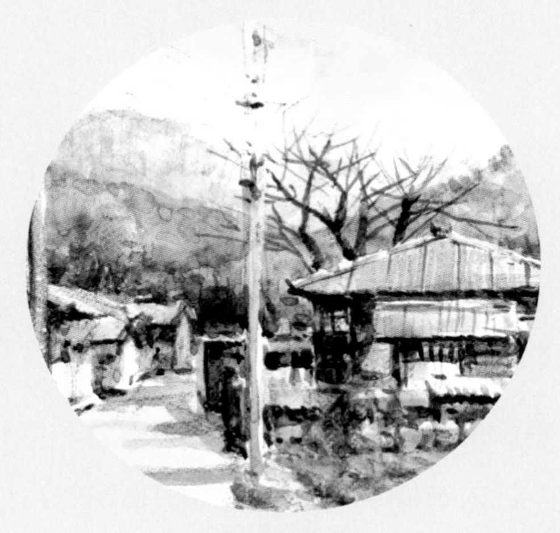

Painting. 박용대

자신의 본분을 바르게 이행하는 사람은

성공적인 삶을 살기 마련입니다.

이명과 허리 통증이 나았어요

이명 증상을 치료하려고 40대 초반의 여성분이 찾아왔다. 3년전 부터 양쪽 귀에서 소리가 났는데, 오른 쪽 귀에서 소리가 더 심하게 나고, 낮보다는 밤에 자려고 하면 소리가 더 심하게 난다고 했다.

귀에서 소리가 나서 충분하게 잠을 못자게 되면, 하루 종일 머리가 흐릿하고, 때로 자주 두통이 생긴다고 했다.

이명을 일으키는 원인은 여러가지다.

이명 난청 등의 증세가 있는 경우 원인불명으로 간주되는 경우가 많지만 이는 사실과 다르다. 대부분의 이명, 난청은 청각신경 기능의 저하 혹은 귀 내부에 자리하고 있는 전정기관의 기능저하에서 발생한다. 이때 흔히 신경안정제나 항우울제 등의 약물을 복용하는데 이런 경우에는 이명이 더 심해질 수 있는데 이는 이들 약물이 청각 신경 기능의 저하를 유발할 수 있기 때문이다.

이러한 청각신경의 기능 저하는 염증이나 혹은 종양 등에 의한 것이 아니기 때문에 항생제나 소염제로 치료할 수 있는 대상이 아니다.
따라서 인체가 지닌 자연치유력을 회복하는 것이 청신경 기능을 정상화시키는 가장 중요한 치료법이다. 인체의 자연 치유력을 회복하는데는 한방적인 치료가 뛰어난 효과를 거둘 수 있으며 사실상 대부분의 환자가 치료효과에 만족한다.
또한 귀에서 소리가 나는 이명증이나 머릿 속에서 소리가 들리는 두명증이나 뇌명증 등은 뇌신경계의 기능저하로 인해서 발생하게 되는데, 이럴 경우에도 침술 치료가 뚜렷한 효과를 가져 올 수 있다.
또 모세혈관에서 혈액 순환이 잘 안 되는 경우에도 청신경에 영양 공급이 원활하지 않게 된다.
이 경우 청신경이 약해지면서 이명, 난청, 두명증 등이 발생할 수 있다.
예로부터 마늘이 혈관을 확장하고 피를 맑게 하는 기능이 있는 것으로 잘 알려져 있다.

최근에는 오메가 3 오일이 피를 맑게 해주는 기능이 있는 것으로 밝혀져서 많이 이용되고 있다. 그리고 혈액순환을 개선하기 위하여 일정 시간을 정하여 꾸준하게 지속적으로 운동을 한다거나, 체조나 요가 또는 명상 등을 하는 것도 혈액순환 개선에 도움이 되는 것으로 알려져 있다.
이때 운동은 실내에서의 운동보다는 야외의 나무가 많은 곳에서 운동을 하면, 신체에 산소 유입이 더욱 더 풍부해져서 혈관 확장 효과가 더 좋다.
일반적으로 현대의학에서는 말초의 혈액 순환을 개선할 목적으로 은행잎추출물 등을 제공하는 경우가 많으나 사실 이는 이명증 치료 방법으로는 효과면에서 부족한 점이 상당히 많다.
왜냐하면 이 혈액순환 장애를 개선할 목적으로 은행잎추출물을 사용하지만, 이 한 가지 만으로는 이명증을 효과적으로 치료할 수 없으며, 이명증 치료를 위해서는 여러 가지 측면을 고려해야만 소기의 치료 결과를 거둘 수 있기 때문이다.

고혈압이 있는 경우에도 이명증 발병률이 증가하는 것은 널리 알려져 있다. 특히 고혈압이 있는 경우 혈압 강화를 목적으로 이뇨제를 복용 중이라면 이명증 발생률은 더욱 증가한다.
고혈압은 기본적으로 혈관 노화현상에 원인이 있기 때문에 고혈압과 이명증이 함께 있는 경우 단순히 혈압강하제로 치료를 하기에는 무리가 있다고 할 수 있다.
그 이유는 혈압강하제로는 혈압은 정상화 될 수 있지만 이명증은 별로 도움이 안 되거나 혹은 악화시킬 수 있는 잠재적 요소가 될 수 있기 때문이다. 따라서 노화된 혈관의 탄력을 회복하고, 기능이 떨어진 혈관의 기능을 회복하는 치료를 병행해야만 고혈압과 이명증을 함께 치료할 수 있을 뿐 아니라, 보다 더 근원적으로 치료할 수 있다.
또 특정 음식이 독소로서 작용하여 이명증이나 두명증 또는 난청의 원인이 될 수도 있다.
음식이 독소가 될 수 있는 것은 각 개인의 체질에 따라서 다를 수 있으나, 가급적 피해야 할 음식은 설탕, 커피, 술, 기타 카페인 음료 등 몇 가지 음식은 치료와 무관하게 이명증에 악영향을 줄 수 있는 것으로서 가급적 피하는 것이 치료에 도움이 된다.

또 다른 원인은 턱관절 장애로 인하여 이명이 발생할 수 있다. 턱관절은 구조적으로 목뼈와 상당히 밀접한 관련이 있다.
턱관절에 문제가 생기게 되면 대부분 경추에도 문제가 함께 나타난다. 이를 확인하기 위해 목의 근육과 경추의 상태를 세심하게 살펴야 할 필요가 있다.

이 여성의 이명증을 치료한 경위를 살펴 보기로 하겠다.
목 부위의 근육을 만져 보니 여러 군데가 굳어있는 것을 발견할 수 있었고, 이런 굳어진 부위를 만지면 소리를 내며 아프다고 했다.
목의 근육이 굳어지면 대부분 어깨 근육도 뭉쳐 있거나, 굳어져서 만지면 몹시 아프다고 통증을 호소하는데 이 여성도 어깨가 몹시 아프다고 했다. 귀 뒷부분의 딱딱한 곳을 만질 때는 까무러칠 듯이 아프다고 했다.
이렇게 귀 주위를 둘러싼 근육이 굳어져 있고 이 부분을 만질 때 딱딱하게 만져지면 귀가 전체적으로 혈액 순환의 장애를 겪게 된다.

이명은 귀에서 소리가 나서 여러가지 불편을 겪게되는 질환이지만, 이를 치료하기 위해서는 뭉치거나 굳어진 목 부분의 근육을 잘 풀어주고, 귀 주위의 딱딱하게 굳은 피부와 근육을 풀어주는 것이 이명 치료에는 아주 중요한 포인트다. 그리고 어깨의 근육을 잘 풀어주는 것 또한 아주 중요하다.
그리고 이 여성의 목뼈를 확인해 보니 경추가 전체적으로 좁아져 있고 조금씩 틀어져 있었다.
흔히 경추가 틀어진 것을 발견하면 이를 바로잡기 위해 뼈를 교정하려고 반강제로 뼈를 밀어넣는데, 이때 뼈를 교정하는 순간 '우두둑' 하는 소리가 나는데, 치료하는 사람이나 치료를 받는 사람 모두 이런 소리가 나면 뼈가 제자리로 들어갔으리라고 생각한다.

설령 강제적으로 밀어넣은 뼈가 제위치에 들어갔다 해도 2~3 시간이 지나면 다시 목과 어깨가 아프다고 하는데, 이것은 제대로 치료가 되지 않은 까닭이며 뼈를 감싸고 있는 근육의 경직이 풀려야 뼈는 제 위치로 자리를 잡게된다.

목과 어깨 그리고 귀 주위의 근육이 뭉친 곳, 피부가 딱딱한 곳들을 찾아서 침을 놓았다.

1주일에 한번 치료를 했는데 3회 치료이후 부터 이명 증상이 조금씩 호전되었다.

6회 이후부터 거의 이명 증상이 없어졌는데 장거리 여행을 하고 난 이후에는 약간씩 귀에서 소리가 들리는 듯한데도 크게 불편을 느낄 정도는 아니라고 했다

이 여성은 신장 기능이 약한 상태였다. 신장 기능이 약해지면 몸이 붓거나 허리가 아프고 관절에도 통증이 생기게 되는데, 이 여성도 조금 무리하게 활동하거나 피로를 느끼면 자주 붓고, 허리와 양쪽 엉치와 고관절 부위가 고통스러울 정도로 아플때가 많다고 했다.

한의학적으로 신장과 귀는 상당히 밀접한 관계가 있다. 신장의 기능이 저하되면 이명이 발생한다는 것은 한의학의 기본 상식이다. 신장 기능이 저하되어 허리가 아픈 것을 신허요통이라고 한다.

이명 치료와 허리를 동시에 치료했는데 이명증과 허리의 통증, 고관절 통증, 어깨와 팔꿈치 등의 관절부위의 통증도 함께 개선되었다.

경추가 좁아지고 조금씩 틀어진 것이 원인이 되어 좌측 어깨와 견갑부위의

심한 통증은 일주일에 1회 간격으로 3회 치료 이후부터 줄어 들었는데, 6회 이후에는 거의 없어졌다.
이후 한 달에 한 두 번, 또는 두 세 달에 한 두 번 침을 놓은 뒤 이명과 허리통증이 없어졌고, 그리고 불면증과 가슴이 답답하고 터질 듯한 증상 때문에 1년 넘게 복용하던 공황장애 약을 끊게 되었다.
13회로 치료를 끝냈다.

이야기.

스물 아홉

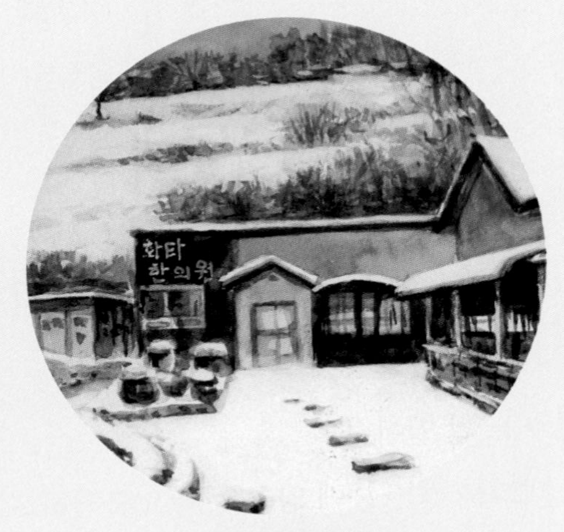

Painting. 하정묘

과하게 설계된 청사진보다
여느 하루와 다르지 않은 하루이기를 소망합니다.

70세가 넘어도 성장침은 통해요

벌써 10년이 훌쩍 지난 어느 날 일이다.
사부님이 찾아 오셔서 대화를 하는 중에 양쪽 무릎이 불편하고 오른쪽 팔꿈치가 가끔씩 아프다고 하셨다. 사부님은 오랜 세월 무술을 단련하신 분이기 때문에 아픈 곳이 한 군데도 없는 줄 알았다.
그런데 60년 넘는 긴 세월 무술을 단련하느라 관절을 지나치게 사용한 것이 70세를 넘기고 나니 여기저기 아픈 곳이 나온다고 했다.
관절이 아프다고는 하지만 여전히 활동적이고 하루도 빠짐없이 운동을 하신다고 했다. 고혈압 약이나 당뇨약 또는 진통제 등 어떤 약도 드시지 않는다고 했다.
치료실로 사부님을 모시고 들어가 먼저 엎드린 자세에서 독맥을 따라 침을 놓은 다음 척추를 따라서 방광경락의 배부 수혈과 견갑골 주위 근육과 허리 주위와 둔부 등에 침을 놓았다.

그 다음, 바로 누운 자세에서 앞가슴을 임맥을 따라 침을 놓고, 이어서 복부의 여러 곳에 침을 놓았다. 좌우 팔꿈치와 무릎의 통증을 느끼는 곳을 찾아 침을 놓는 것으로 시술을 끝냈다.

그날 마침, 점심시간이었기에 한의원에서 나가려고 하는데 사부님께서 한의원 입구에 놓여있는 자동 신장측정기 위로 올라가시는 것이었다.

자동 신장측정기는 올라서게 되면 사람의 조작없이 기계가 신장을 측정하고, 측정한 수치는 자동으로 저장한다. 그리고 이 신장측정기는 이전에 측정한 수치를 저장하는 기능이 있다.

키를 재고난 뒤 사부님께서 나를 부르셨다. 자동 신장측정기를 보라고 하셨다.

사부님의 설명에 의하면 사부님께서 한의원에 들어오시면서 신장측정기에 올라 키를 재어 보셨단다.

젊은 시절에는 176센티였는데 나이가 들면서 신장이 줄어들어 보통 키를 재면 174센티였는데, 한의원에 들어설 때 키를 재어보니 예전과 같이 174센티였다고 했다.

그런데 침을 맞고 나와서 키를 재어보니 175센티라며 나를 부르시면서 와서 신장측정기를 한번 보라고 하셨다. 측정기를 보니 이전에 측정할 때의 키가 174센치였고, 그 이후에 측정한 것이 175센치로 나타나 있었다.

침술 치료를 하기 이전의 키와 침을 맞고 나서 측정한 키높이가 숫자로 나타나 있었다.

나이가 70세가 넘은 분이었지만 침술 치료로 줄어 들었던 신장이 늘어나는 것을 경험했다.

성장치료를 위해 내원하는 학생들은 나이가 어리고 성장판이 열려 있기 때문에 적절한 침술 치료로 키가 자란다.

그런데 70세가 넘은 분을 침으로 치료하여 줄어들었던 키가 커진 것은 키가 커졌기 때문이 아니라, 위축되었던 척추가 늘어났다는 것을 의미하는 것이다.

그러면 척추는 어떻게 늘어나게 된 것일까를 생각해 보지 않을 수 없다.

척추가 늘어난 것은 척추를 감싸고 있는 근육이 수축되어 있다가 침의 자극으로 근육이 이완되어 척추가 늘어난 것으로 해석되었다.

등이 구부러진 할머니를 여기 저기 척추를 따라 침을 놓은 뒤, 일어서게 했더니 구부러진 등을 바로 펴고 일어서는 것이었다.

허리를 바로 세우면 아픈 허리는 물론 아픈 다리도 좋아지게 된다. 구부러진 등을 바로 펴게 할 수 있는 것은 등을 감싸고 있는 근육의 긴장이 풀렸기 때문이다. 결국 척추뼈를 바로 잡는 것은 뼈를 감싸고 있는 근육을 풀어주게 되는 것이다.

그 동안 허리가 틀어지거나 등이 굽은 사람들을 침으로 치료하면서 터득한 것이다.

어떤 경혈 몇 군데만 골라서 침을 놓는 것이 아니라 척추를 둘러싸고 있는 근육들을 잘 풀어주면 척추는 제자리로 들어가게 된다는 사실을 알게 되었다.

이는 누군가에게 배우거나 책을 통해 알게 된 지식이 아니라 환자를 치료하면서 몸소 얻은 경험이다.

등이 굽거나 허리를 펴지 못해서 고개를 숙이고 지팡이에 의지하여 걸을 수 밖에 없는 나이 드신 어르신들을 치료하면서 얻게 된 사실은 근육을 잘 풀어주는 것이야말로 척추를 치료하는데 있어 무엇보다 중요한 치료의 핵심이라는 것이었다.

나이 드신 분들을 치료하면서 얻게 된 경험은 성장기 학생들의 성장 치료에 결정적으로 큰 도움이 되었다.
비유하자면 오래 사용하여 낡은 기계가 문제를 일으키는 것이 연로하신 분들의 경우라면 성장기의 청소년은 출고한지 얼마되지 않는 새 차에 비유할 수 있을 것이다.
성장 치료를 위해 한의원을 찾는 학생들은 또래에 비해 상당히 키가 작아 고민하다가 찾아 오는 경우도 있고, 키가 보통인데도 더 크고 싶어 내원하는 학생들도 있다.
키가 자라지 않는 것이 특별한 질병이 아닌 경우라면, 대부분 일정 기간 지속적으로 침술 치료를 하면 키가 커진다.
이는 침술로 척추를 감싸고 있는 어깨와 등 뒤의 근육들을 풀어주면 척추에 자리잡고 있는 성장판이 자극되어 활성화 되고, 척추의 간격이 넓어지면서 키가 성장하는 것이다.
등 부위의 척추를 감싸고 있는 여러 근육에는 인체의 오장육부를 조절하는 여러 경혈이 있는데 침으로 이들 경혈을 자극하면 혈액순환이 촉진되므로 자연 키의 성장을 돕게 된다.
성장을 위해 침술 치료를 받은 학생들은 한결같이 침을 맞고 난 후 정신이 더 맑아지고 기억력도 더 좋아지고 집중도가 높아져 학습 효과가 더 좋아졌다고 한다.
왜 침술 치료를 받은 학생들이 예외없이 침치료를 받기 이전보다 공부가 더 잘 되는지 자주 생각하게 되는데 이는 침으로 머리 부분에 자리잡고 있는 경혈들과 목과 어깨와 등에 있는 경혈들을 자극하면 자율신경을 비롯하여 여러 신경이 자극되어 뇌를 활성화시켜 주기 때문이라는 결론에 이르게 된다.

특히 머리 뒷부위에 있는 풍지와 풍문 부위를 침으로 자극하면 불면증이 개선될 뿐 아니라 만성적인 피로와 두통이 없어지고 기억력이 좋아진다.

성장치료를 하는 동안 이런 부위를 침으로 자극한 것이 자율 신경을 자극하므로 뇌가 활성화되어 공부를 잘하게 되는 것으로 여겨진다.

나는 잠자리에서 깨면 먼저 지기상달법으로 가볍게 운동을 한 후 화장실에 가서 제일 먼저 스스로 목뒤부터 등과 허리까지 내손으로 내 몸에 침을 놓는다.

머리 뒷부분과 목이 이어지는 곳과 목 좌우 몇 군데에 침을 놓고 나면 정신이 번쩍난다.

잠자리에서 일어나 바로 움직인 덕분에 몸은 잠에서 깨었지만 아직 정신이 덜 깬 상태에서 침을 놓고 나면 쨍하는 기분으로 상쾌해진다.

침을 놓은 후 거울을 보면 눈동자에도 생기가 넘쳐난다. 기분좋은 느낌이 온몸에 흐르는 것을 생생하게 느낄 수 있다.

잠을 잘 자는 것은 건강한 생활에 지대한 영향을 미친다. 그리고 잠을 깬 이후에 하루를 어떻게 시작하는가도 아주 중요하다.

잠자리에서 그냥 일어나는 것은 준비운동을 하지 않고 운동 시합을 하는 것 만큼 무모하다.

잠자리에서 예닐곱 시간을 보내며 잠자는 동안 몸과 마음은 모두 이완되어 있는 상태다. 비유하자면 군인이 무장을 해제한 상태로 있는 것이나 마찬가지다.

비무장 상태의 군인이 전장으로 나가기 전, 점호를 하고 군장을 챙기듯이 잠자리에서 눈을 뜨게 되면 하루를 시작하기 위한 가벼운 운동으로 몸과 마음을 열어주고 준비하는 것이 정신적으로나 신체적으로 유익하다.

눈을 뜬 후 15분에서 30분정도 몸과 마음을 어떻게 챙기느냐에 따라 하루가 결정된다고 해도 과언이 아니다. 마치 첫 단추를 어떻게 꿰느냐에 따라서 나머지가 결정되는 것과도 같다고 할 수 있다.

몸을 잘 열고 하루를 시작해야 하루 내내 즐거운 최상의 상태를 유지할 수 있다.

잠을 깬 상태에서는 뇌파가 낮은 상태이기 때문에 이런 상태에서 자신에게 긍정적인 이미지를 심어주고, 자신의 정신과 의식을 고양시켜 주는 말들을 각인시키면 하루 종일 최상의 컨디션을 유지하는데 크게 도움이 된다.

이를 위해 평소, 자신에게 용기와 힘을 주고 삶의 의지와 열정을 북돋아 주는 기도문을 문장으로 정리해 둘 필요가 있다.

또한 잠에서 깨어난 시간에 자신의 꿈과 목표를 시각화하고, 시각화하는 이미지가 실제 현실에서 실현되는 생생한 느낌을 상상하는 것은 꿈과 목표를 이루는데 있어 결정적으로 도움이 된다.

일정 기간 자신의 언어를 반복적으로 자신에게 주입하면 뇌는 그 언어를 그림의 형태로 기억하게 되고, 그것의 중요성을 인식하고 기억의 깊숙한 자리에 새겨 두게 된다.

그리고 그것은 무의식의 영역에까지 저장되어 일상의 모든 행동과 사고 작용에 무의식적으로 영향을 미치게 된다. 그러므로 잠자리에서 깨어났을 때 자기 자신에게 일러주는 언어는 이미지가 뚜렷한 단어를 사용하는 것이 좋다.

나는 잠자리에서 일어나자마자 발바닥 안쪽을 서로 가볍게 부딪힌다. 이때 양쪽 다리 전체를 함께 흔들어 준다.

이 운동을 5분에서 10분 정도 하는데, 옛 도인들은 이 운동을 지기상달법이라고 불렀다.

이는 땅의 기운이 하늘에 닿는다는 뜻인데 우리 몸에서 발과 다리는 땅으로 여기고, 머리는 하늘로 여겨, 발과 다리를 흔들어 몸을 깨우고 정신도 차리게 하려는 의도이다.

운동하는 방법은 가만히 누워 좌우로 발 안쪽을 가볍게 흔들며 부딪히기 시작하여 100번이 넘어가고 200번쯤 되면 다리가 조금씩 아프기 시작하고 300번이 지나면 양쪽 허벅지의 안쪽과 허리부분에 약간 자극이 오게 되는데 500번만 넘어가면 그 이후부터는 다리와 허리, 허벅지가 아프지 않게 된다.

이 운동은 일단 시작하여 일정한 횟수를 넘기면 다리나 허리가 아프지 않게 되는데 이런 상태 이후부터는 더 오랜 시간 다리를 흔들고 발을 마주치는 운동을 계속해도 다리와 허리가 아프지 않게 된다.

하루를 시작하기 전에 누운 채 하체 운동을 가볍게 한 후 잠자리에서 나오면 잠들었던 몸과 정신이 완전히 깨어나게 된다. 본격적인 신체 활동을 시작하기 전, 몸과 정신을 미리 각성시켜 하루를 잘 보낼 수 있게 된다.

긴장하면 신체는 움추려 들게 된다. 분노가 끓어올라도 몸은 긴장하게 되는데 이 때도 신체는 마찬가지로 움츠리게 된다.

슬퍼하거나 두려워하거나, 생각에 너무 깊이 빠지는 등 감정의 평형상태가 무너지면 신체는 스트레스로 인하여 긴장상태에 빠지게 되고, 이로 인해 신체의 전반적 기혈의 순환에 문제를 일으키게 된다.

키가 크지 않아서 고민이 되는 학생들을 대상으로 침을 놓으면 대개 한 두 달 사이에 키가 크는 것을 확인하는 것은 흔히 해왔던 것이라서 별로 놀랄 일은 아니었지만, 나이가 70세가 넘은 분의 경우에도 키가 커지는 것은 아니지만, 나이가 들면 누구나 신장이 줄어 드는데, 나이들어 줄어든 신장이 침술로 일정부분 늘어나는 경험은 또 하나의 경이로운 침술의 세계였다.

이야기.

서른

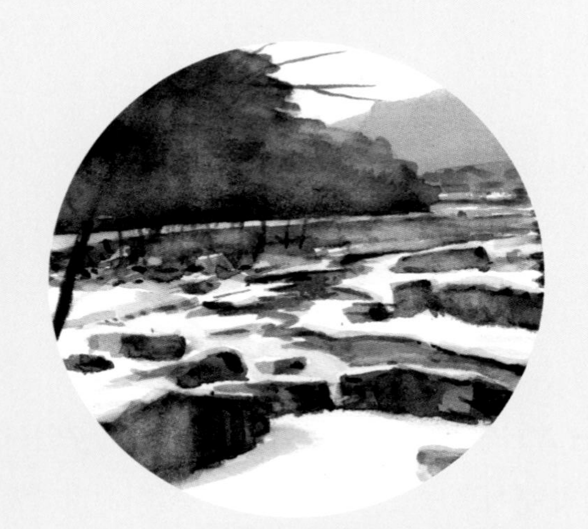

Painting. 박용대

하잘 것 없는 삶이란 없습니다.

모두에게나 삶은 반면교사反面教師입니다.

비염으로 냄새도 못 맡아요

가을이 무르익어가는 2015년 10월 중순 무렵, 50대 중반의 부인이 찾아왔다. 축농증 증세가 심해져 무시로 콧물이 흘러내려 생활하기가 불편하기 짝이 없다고 한다.

만성 비염으로 진행되어 냄새를 맡을 수도 없고 늘 두통이 떠나지 않고 머리도 맑지 않다고 했다. 병원에 다닐때는 잠깐 괜찮다가 다시 콧물이 흐르고 머리가 아프고 냄새를 맡지 못한다는 것이었다. 여러 가지 치료를 했는데도 잘 낫지 않고 10년 넘게 비염에 시달리고 있다는 것이었다.

상담하면서 이 분의 얼굴을 쳐다보니 그냥 보기에도 얼굴이 비대칭이었다.

안면 비대칭의 경우에 대부분 경추가 잘못된 경우가 많다.

경추의 상태를 진찰하려고 목을 만져보니 목을 둘러싼 근육의 여러 군데가 뭉쳐있고 굳어 있었다.

어떤 부위는 만질 때마다 아프다고 소리를 지르면서 통증을 호소했다.

대개 이런 반응을 보이는 부위는 오랜 시간 굳어 있었다고 보면 된다.
그리고 근육이 뭉치거나 굳어져 있는 이런 부위를 잘 치료해 뭉친 근육을 풀어주면 목의 상태가 눈에 띄게 좋아지고 좌우 비대칭이었던 얼굴 모양이 좋아진다.
이 분의 양쪽 어깨를 만져보니 양쪽 어깨는 모두 그냥 굳은 정도가 아니라 딱딱한 느낌이 들 정도였다.
밤에 잠은 잘 자는지 물었더니 깊이 잠들기 힘들다고 한다. 쉽게 잠이 들지도 않을 뿐더러 작은 소리에도 쉽게 잠이 깬다고 했다.
뒷머리에서 좌우어깨와 등까지 이어진 근육이 굳어지거나 뭉쳐서 만지거나 눌러서 아프게 되면 깊은 숙면을 하지 못할 뿐 아니라 뒷머리 전체가 늘 무겁고 정신이 맑지 않게 된다.
또 어깨 근육이 뭉치게 되면 만성적인 피로에 젖게되는 경우가 많다. 얼굴에 보이는 눈, 코, 귀, 입의 모양을 보면 목뼈의 상태를 짐작할 수 있다.
목뼈는 7개의 뼈로 되어 있는데 적당한 모양의 C자 커브를 이루는 것이 정상이다. 이 7개로 이루어진 목뼈의 간격이 좁아지거나 모양이 조금씩 틀어지면 다양한 증상이 나타난다. 콧병도 목뼈의 상태와 밀접한 관련이 있다.
목뼈를 치료하기 위해서는 먼저 목을 감싸고 있는 근육을 잘 살펴야 한다. 근육이 뭉쳐 있거나 굳어있는 부분은 잘 풀어줘야 한다.
모든 뼈는 근육에 둘러 싸여있다. 근육이 굳어있으면 근육에 쌓여있는 뼈가 제 구실을 못하게 된다.
흔히들 자세가 잘못되거나 몸의 일부가 틀어진 경우, 뼈를 교정하여 틀어진 뼈를 바로 잡으려는 시도를 하는데 이러한 시도는 뼈를 교정하려는 처음의 목적을 이룰 수 없다.

왜냐하면 뼈를 조절하기 위해서는 뼈를 감싸고 있는 뼈 주위의 근육을 충분하게 잘 풀어 주어야 뼈가 제 위치에서 정상적으로 기능하기 때문이다.
다시 말하면 근육을 잘 풀어서 부드럽게 해주는 것이 뼈의 기능을 되살리는 일이기 때문이다.

나이가 들면 젊어서 유연하던 근육이 점점 굳어져간다. 이런 이유로 잠자리에서 일어난 후 하루를 시작하기 이전에 충분히 몸을 풀어준 다음 하루를 시작하고, 하루 일과를 끝내고 난 후에는 가볍게라도 몸을 풀어주는 습관을 지속하면 몸은 늘 젊은 상태의 유연성을 유지하게 된다.
스트레칭으로 근육을 풀어주는이유도 건강유지를 위해 필수적인 몸 건강관리법이다. 매일 습관적으로 가볍게 하는 스트레칭은 뼈의 건강을 지키는 아주 좋은 건강유지의 필수요소다.
특히 목뼈를 건강하게 유지하는 것은 비염 치료를 위해서 뿐만 아니라 인체 전체의 건강에도 필수적이다.
필자는 이 운동방법을 안 이후 지금까지 꾸준하게 해 오고 있다.
직접 경험하고 여러 사람들에게 알려드려서 좋은 효과가 있는 운동방법이라서 소개하는 것이다.

한의학에서 축농증이나 비염 등 코의 여러 가지 증상은 폐와 연관이 있다고 본다. 그래서 이 환자의 폐를 치료하기 위해서 가슴 앞 부위를 차근차근히 살펴볼 필요가 있었다. 코의 중심선에서 배꼽방향으로 줄을 긋고 좌우의 젖꼭지를 잇는 선을 그어서 만나는 지점에 있는 경혈을 단중혈 또는 전중혈이라고 부르데, 이곳을 중심으로 아래 위, 그리고 좌우를 만져 보니 피부에 딱딱한 것이 뭉쳐져 있는 것을 발견할 수 있었다.
현대인들은 어떤 형태로든지 스트레스를 안고 살 수밖에 없는데 스트레스를 받으면 이곳 부위가 잘 뭉치게 된다.
스트레스를 받는 사람들은 거의 모든 사람들이 이곳을 누르면 아픈 통증을 호소한다. 그야말로 이곳은 정신적인 스트레스가 몸으로 나타나는 곳이라 할 수 있는 곳이며, 스트레스의 정도를 알 수 있는 곳이기도 하다.
사람들이 그냥 보통 가슴이 답답하다고 하는데 실제로 가슴 앞의 이 부위의 피부나 근육이 뭉치거나 굳어져 있는 사람들은 한결같이 가슴이 답답하고 뭔가 늘 묵직한 것이 가슴을 내리 누르는 듯한 증상을 느낀다.
이 환자는 10년 넘게 비염으로 고생을 했으니 그로 인한 스트레스가 심했을 것이라는 것은 쉽게 짐작할 수 있었다.
쇄골 아래 부위와 가슴 좌우를 눌러 압통점을 찾아보면 피부에 뭔가 까칠까칠하게 만져지거나 근육이 굳어 있는 부분을 찾아 낼 수가 있다.
이런 부분들을 침으로 풀어 주면 폐의 기능이 원활해져 비염이나 축농증의 치료에 큰 도움이 된다.
또 폐와 대장은 서로 긴밀한 상관 관계를 맺고 있기 때문에 한의학에서는 이들 장기를 부부 장기라고 한다. 폐기능이 나빠 비염이 생긴 사람을 치료하기 위해서는 폐를 치료할 뿐 아니라 대장도 함께 치료하는 것이다.
이 환자도 얼굴은 천장을 향하게 하고 눕힌 다음 복부를 만져보니 배꼽 주위가 단단하게 뭉쳐져 있었다. 배꼽 주위의 뭉친 부분들을 손으로 하나씩 찾아 침을 놓았다.
오래도록 변비와 설사를 되풀이 해 왔다고 했다.
변비와 설사를 번갈아 하는 환자들은 복부를 만져보면 배꼽 주위와 아랫배

부위가 차갑고 피부가 거칠고 근육이 뭉쳐 있는 것을 찾을 수 있는데, 이런 곳들을 하나하나 침을 놓으면 배변 상태가 좋아진다.
피부가 다른 부위에 비해 차갑거나 근육이 뭉쳐져 있는 곳은 침을 놓아야 할 자리라고 보면 된다.

다음에는 등에 있는 심장과 폐를 치료하는 부위를 찾아 치료하게 되는데 이때 환자를 엎드리게 한 후 손등 위에 이마를 놓게 하고, 목의 뒷부분을 따라 내려가서 양쪽 견갑골의 아랫부분이 만나는 부위에 중심을 잡은 후 아래, 위의 피부와 근육을 살펴보면 근육이 굳어 있거나 피부가 까칠까칠 하거나 피부결을 문질러 보면 무엇인가 걸리는듯한 느낌이 드는데, 이런 부위에 침을 놓으면 된다.
침을 놓을 자리를 손가락으로 만지거나 누르면 아프다고 하는 자리가 있다. 이런 곳이 침을 놓는 자리라고 여기면 된다.

비염을 치료하기 위해 코끝에서 양쪽 귀를 따라 선을 긋고 좌우 눈동자의 가운데를 아래로 선을 그어 만나는 자리를 제1의 자리에 두고, 이곳과 좌우 콧망울 부위의 중간 부위, 그리고 콧망울 옆 귀쪽으로 5mm 정도 되는 부위 등을 만져보면 피부에 만져지는 멍울 같은 것들이 있는데 이런 곳들에 침을 놓으면 된다.
관골 부위의 피부를 문질러 보고 뭉친 부위를 찾아 침을 놓으면 축농증이나 비염으로 콧물이 흐르는 것을 치료하는데 좋다. 이런 곳이 비염을 치료하는 포인트 부위이다.
이 환자를 치료하기 위해 얼굴을 위를 보게 눕히고 코 좌우를 눌러봤다.

피부를 누를 때 특별히 아픈 곳이 있고, 그 부위의 피부가 단단하고 유연하지 않고 굳어 있는 것이 느껴진다 . 우선 이런 부위에 침을 놓는다.

침을 놓은 후 다시 만져보면 침을 놓기 전에는 딱딱하고 단단하고 까칠까칠하던 피부가 손에서 느껴질 정도로 부드럽고 탄력이 있는 조직으로 바뀐 것을 알 수 있다.

이와 같이 침을 놓고 나면 그 변화되는 상태를 바로 확인할 수 있다.

눈썹 사이 중간 부위도 축농증과 비염을 치료하는 중요한 치료점이다. 흔히 인당이라고도 부르는 이곳에서 코의 가운데 중심 부위를 향해 침을 비스듬히 놓게 되면 콧 속에 있는 점막의 상태가 개선되어 혈액순환이 왕성해진다.

축농증이나 비염이 생기면 머리가 맑지 않고 두통이 생기거나 눈이 따갑고 정신 집중이 잘 되지 않는데, 이런 방법으로 침을 놓으면 증상이 개선된다.

환자가 첫 날 치료를 한 후 3일 만에 두 번째 찾아 왔을 때 콧물이 흐르는 증상은 여전했지만 잠은 비교적 쉽게 잘 수 있었다고 했다.

설사와 변비증상도 개선되고 대변의 상태도 조금씩 좋아지기 시작했단다 .

3~4일에 한번씩 치료했는데 5회를 넘어가면서 부터 콧물이 흐르는 증상이 점차 개선되었고, 8회 치료 후에는 냄새를 맡을 수 있었다. 10회 치료로 만성비염의 치료를 종료했다.

비염을 치료하는 동안 안면 비대칭도 개선되었다. 소화 기능이 약했는데 폐와 대장을 치료하는 동안 이 증세 또한 좋아졌다. 수면 상태가 좋아지므로 만성적이던 피로 또한 없어지고, 얼굴에 윤기가 흐르는 것을 관찰할 수 있었다.

이야기.

서른 하나

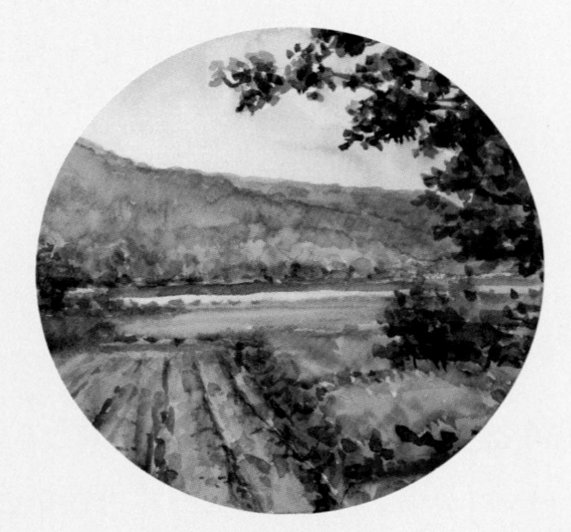

Painting. 하정묘

사람이 오는 것은 한 사람의 인생이 오는 것이라고 했다.

그대에게도 '한 사람의 인생'이 온 적 있는가?

40년 만에 고향의 냄새를 맡았어요

올해 2월이었다. 지인의 소개로 건장한 남성이 찾아왔다. 그는 56세로 키가 180센티였다. 대화를 나누며 들어보니 비염으로 코가 막힌지 오래된 특유의 소리를 갖고 있었다.
초등학교 입학 전 어릴 때 부터 축농증이 심했다며 늘 코를 흘렸던 유년의 기억이 지금도 남아 있다고 했다. 축농증을 치료하지 않고 오래 두었더니 비염이 되었다는데 고등학교에 입학 할 무렵부터 비염이 심해져 냄새를 맡을 수 없게 된 것이 벌써 40년이 되었다고 했다.
학창시절을 돌아보면 비염으로 늘 머리가 맑지 못했던 탓에 공부에 집중할 수 없었다고 했다. 책을 읽고나면 무엇을 읽었는지 기억나지 않을 때가 많았다고 했다.
코가 막히는 통에 늘 답답해서 무엇엔가 집중하려면 머리가 아프고 싫증이 났다고 했다.

냄새를 맡지 못하니 짜거나 매운 맛을 볼 수는 있어도 음식의 풍미를 맛본지 오래되었다고 했다. 젊은 시절 20대 부터 30대까지 가수 생활을 한 적이 있었는데, 당시 놀랍게도 노래를 할 때는 막힌 코가 뚫렸다가 끝나면 다시 막혔다고 했다. 어떻게 그럴 수 있을까하는 의문이 들었는데 나의 의문을 알아 차렸는지 자신의 경험을 이야기 했다.

노래를 하려고 마음을 먹으면 잠자고 있던 모든 세포가 일제히 기지개를 켜고 일어나듯 활력이 생긴다고 했다.

전신에서 에너지가 뿜어져 나오는 것을 생생하게 느낀다고 했다.

그리고 노래를 해야겠다는 생각이 들면 의욕이 절로 넘쳐 났다고 했다. 이런 상태가 되면 막혔던 코가 저절로 뚫리는데 이는 몸이 알아서 반응하는 것이라고 부연설명까지 덧붙였다.

설명을 듣고 보니 비염 때문에 막힌 코로 어떻게 노래를 불렀을까 했던 의문이 풀렸다.

올해 스물여덟 살인 아들도 어린 시절 비염으로 고생을 했는데, 살던 곳 가까이에 있는 한의원에서 비염 치료를 받았을 때, 아들을 데리고 다니며 몇 번 침을 맞았던 것이 자신이 받은 비염 치료의 전부였다고 했다.

그러나 침을 맞았는데도 별 차도가 없었던 탓에 침술로 비염을 치료하려는 생각은 해본 적이 없었다고 했다.

아들은 꽤 오랫동안 비염 치료를 했는데 증상이 크게 나아지지 않았다고 했다. 지금은 캐나다에서 직장생활을 하고 있는데 좋은 공기 덕분에 비염이 더 심해지지는 않은 채 그런대로 지낸다고 했다.

집 한 채를 자기 손으로 지을 수 있을 만큼 여러 가지 재주가 있어 공사 현장에서 일을 한지 오래되었다고 했다.
건축 현장의 고된 일을 마치고 나면 허리 통증 때문에 여간 힘든 것이 아니었고, 아침에 일어나려면 허리를 움직일 수 없어 한동안 몸을 풀어야 움직일 수 있었다고 했다.
한 시간 넘게 운전을 한 후 차에서 내릴 때도 허리가 펴지지 않는다고 했다.
차에서 내린 뒤 허리를 펼 수 있을 때 까지 기다려야 한다고 했다. 바쁘게 사느라 아픈 허리를 치료하지 않은 채 지내왔다고 했다.

체질을 분석해 보니 폐와 대장의 기능을 약하게 타고났다. 비염을 달고 살아야 했던 것은 바로 폐의 기능을 약하게 타고난 것이 주요 원인이었다. 자주 설사를 하는데 밀가루 음식을 과식하면 어김없이 설사를 한다고 했다. 폐의 기능이 약해지면 대장의 기능도 약해지는데 설사가 잦은 것은 이 때문이었다. 엎드리게 한 뒤에 목에서 꼬리뼈 까지 척추를 감싸고 있는 근육을 만지며 살펴보았다.

경추 3, 4, 5번이 조금씩 틀어져 있었다. 다행하게도 목을 감싸고 있는 근육은 부드럽고 탄력이 좋았다. 노동으로 근육이 잘 발달된 덕분이었다. 틀어져 있는 경추를 잘 치료하면 비염도 개선되지만 허리 통증도 눈에 띄게 좋아지게 된다.
흉추가 중간 부분부터 요추에 이르기 까지 등 위로 솟은 것이 보였다. 허리는 전방 변위가 심했다.
이런 경우에는 허리 통증을 치료하기 위해 흉추를 풀어주는 것이 중요하다.
목과 등을 풀어주고 허리에 침을 놓으면 허리 통증은 쉽게 사라진다.

아픈 허리에 신경이 쏠린 나머지 허리의 통증이 아주 심해지면 그 때서야 등의 통증을 알게 되는데, 등을 진찰하며 물어 보았더니 허리가 심하게 아프면 등도 아프다고 했다. 경추에서 시작하여 꼬리뼈 까지 침을 놓을 자리를 찾은 다음에는 신속하게 침을 놓아야 침을 맞을 때 덜 아플 뿐 아니라 치료도 빠르다.

첫 날 목과 등과 허리에 침을 놓은 다음 얼굴에 침을 놓았다.
침을 놓을 때마다 몸을 움찔거리며 아프다는 소리를 내는 것으로 보아 침 자극에 예민하다는 것을 알았다.
침을 놓고 나서 즉시 효과가 나면 누구나 참고 침을 맞는다.
좌우 영향혈에 침을 놓고 나서 양쪽 관골의 뭉친 곳과 인당혈에 침을 놓은 뒤, 일어나 앉은 다음 숨을 들이쉬고 내쉬게 했더니 막혔던 코가 뻥 뚫어졌다. 그는 마냥 신기해 했다.
벗어둔 안경을 찾아 쓰더니 좀 전에 침침했던 눈이 시원해졌다며 갑자기 시력이 좋아진 것 같다고 했다. 단지 몇 분 만에 이렇게 좋아진 것이 신기하다며.
종종 한의원을 지나칠 때면 "화타 한의원" 이라는 간판을 볼 때 마다 삼국지에 등장하는 화타를 생각하게 되었다는 얘기도 했다.

나는 비염을 치료할 때 코와 얼굴에 침을 놓은 다음 침을 맞은 사람에게 코가 좀 어떤지 느껴보라고 한다.
침을 놓자마자 막혔던 코가 곧 바로 뚫리는 효과를 보게 되면 이후부터는 치료가 쉽게 진행된다.

유침하지 않고 침을 놓고 곧 바로 침을 빼는 방법은 효과가 즉시 나타나고, 침을 꽂은 채 누워있어야 하는 긴장감에서 벗어날 수 있으며, 무엇보다도 정기를 온전하게 보존할 수 있다는 것이 장점이다.
코가 뚫리고 눈이 시원해지는 것을 경험하고 나자 앞가슴에 침을 놓았을 때는 찡그렸지만 아프다고 하진 않았다.
복부에 침을 맞고 나면 대변 보는 것이 한결 편해질 것이라고 일러주고 압통점을 찾아 복부에 침을 놓고 첫 날 치료를 끝냈다.

첫 치료를 한 후 사흘 뒤에 다시 왔는데 침을 맞고 나서 이틀 동안 코도 덜 막혔고 현장에서 힘들게 작업을 했는데도 허리 아픈 줄 몰랐다고 했다. 밤샘하며 노래를 만드는 오래된 버릇 때문에 늦게 잠자리에 든다 해도 쉽게 잠을 이루지 못한지 오래되었는데 잠자리에 들면 아침까지 푹 잘 수 있게 되었다고 했다
침을 맞은 뒤에는 저녁에 졸음이 밀려들어 일찍 자게 되고, 아침에 일어나면 정신이 맑고 기분이 상쾌하다며 이는 모두 침의 효과라고 했다.

세 번 째 침을 맞은 뒤 한의원 밖으로 나갔다가 "오랜만에 고향의 냄새를 맡았어요. 40년 만에 처음으로 냄새를 맡게 된 것이 신기합니다. 원장님이 전설의 화타 선생이 맞네요."라며 홍분된 얼굴로 들어왔다. 알고보니 한의원 옆에 있는 이웃 할머니의 텃밭에서 나는 거름냄새를 맡게 된 것이었다.

비염 환자들을 치료하다보면 오랫동안 막혔던 코가 뚫어지는 건 자주 봐 왔지만, 40 년 동안 냄새를 맡지 못한 것이 세 번의 침 치료로 냄새를 맡게 되었

다고 하니 참으로 기뻤다.
이틀이 지나서 다시 찾아 와 "냄새를 못 맡았을 때는 몰랐는데 냄새를 맡고 나니 기억에 묻혔던 추억들이 떠오르게 되었습니다. 그 전에는 지난날을 떠올리면 그냥 그림으로만 떠올랐는데 냄새를 맡고 부터는 그때의 감정과 기분이 모두 살아나는 듯해서 놀랐어요. 단편적으로 생각했던 것들이 입체적으로 떠오른다는 것도 이번에 알게 되었어요."라며 연신 놀라워했고. 침을 맞고 냄새를 맡은 후 부터 자신이 생각해도 신기할 정도로 정신이 맑아졌다고 했다.

"냄새를 맡는다는 것이 이렇게 중요한 줄 몰랐습니다. 기억이 입체적으로 살아나는 것이 다시 젊어지는 것 같아요. 침이 이렇게 대단한 효과가 있는 줄 몰랐어요."라고 했다.

여덟 번 째 침을 놓고 나서 보니 비정상적으로 솟았던 흉추 부위가 자연스럽게 되었다.
공사 현장에서 일을 해도 허리와 등의 통증이 없어졌다고 했다.
몸이 아파 고생하고 있는 조카들을 데리고 다시 찾겠다고 했다.

이야기.

서른 둘

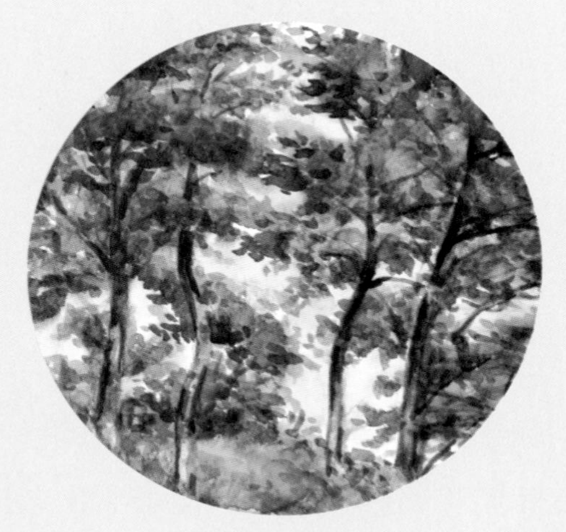

Painting. 하정묘

간절함은 닿지 않는곳이 없다.

세상 모두를 위한 요익의 삶이 주효하기를 소원한다.

10분의 기적

오전 진료를 끝낸 후 나들이를 하고 돌아왔더니 지인이 전화를 걸어왔다.
진료가 끝났다는 것은 알고 있지만 아픈 사람이 있는데 한의원에 찾아가도 되는지 묻는 전화였다. 환자가 아프다 하니 오라고 허락을 하였다.
그 전에 허리가 아픈 부인과 함께 가끔씩 내원해 치료를 받던 분이었다.
전신이 너무 아파 견딜수 없어서 찾아 오게 되었다고 했다. 걸음걸이를 보니 어정어정 잘 걷지를 못했다. 한 걸음 옮기고 난 후 또 한 걸음을 느릿느릿 옮기는 것이 보기에도 힘들어 보였다.
언제부터 이렇게 아프냐고 물었더니, 딸 집에 가서 이사를 도와주었다고 했다. 엘리베이터가 없는 아파트 3층을 아침부터 저녁 늦게까지 짐을 들고 오르내렸다고 했다.
70세 나이에 무리를 했다며 허리에서 발끝까지 아프지 않은 곳이 없다고 했다. 3일이 지났는데도 낫지 않는다고 했다.

그 동안 병원에 가서 주사를 맞고 약을 먹어도 통증이 가라 앉지 않는다고 했다.
평소에 농삿일로 다져진 몸이라 어지간해서는 잘 아프지도 않지만, 설사 아프더라도 주사 한 대 맞고 양약을 먹으면 금방 낫는데 이번에는 도무지 낫지 않는다는 얘기였다.
아프다고 호소하면서도 통증이 많이 심한 탓에 연신 인상을 찌푸렸다.
치료를 하기 위해 베드에 올라가보라고 했더니, 다리를 들어 올리지 못해 끙끙대다 겨우 올라갔다.
엎드리게 한 후 어깨와 등과 허리, 허벅지 장단지까지 눌러보니 전신이 돌처럼 단단하게 굳어 있었다. 누르는 곳마다 아프다고 비명을 질렀다.
어깨와 견갑골 부위는 손이 잘 들어가지 않을 정도로 단단하게 굳어 있었다.
이런 곳은 강자극으로 재빨리 침을 놓아야 환자가 침을 맞는 통증이 덜하다.
아프다고 소리를 지를 겨를도 없이 침을 놓았다.
등과 허리는 척추 사이사이에서 통증 반응이 나타나는 것을 확인했는데, 이런 곳은 반드시 침을 놓아야 한다.

침을 놓기 전에 침 놓을 자리를 먼저 손으로 만져서 경직된 부위, 통증이 심한 부위를 촉진으로 찾게 되는데 손으로 만질 때마다 아프다고 비명을 질렀다.
급성 통증으로 근육이나 인대가 뭉치거나 굳은 곳은 침을 빨리 놓아야 치료결과가 좋다.
침을 놓으려고 아픈 곳을 만지면 침을 맞는 것보다 더 아프다고 한다.
손으로 만지면서 환자가 아프다고 하는 그 곳을 놓치지 않고 침을 놓은 것이 요령이다.

아프다는 비명을 들으면서 내쳐 등과 허리에 침을 놓았다.

허벅지와 장단지도 마찬가지로 빠른 속도로 강한 자극으로 침을 놓았다.

말로 설명을 하자니 이렇게 길게 느껴지지만 목에서 등과 허리를 거쳐 양쪽 허벅지와 장단지까지 침을 놓는데는 채 5~6분이 걸리지 않는다.

빠른 속도와 강한 자극으로 침을 놓으면 급성 통증은 아주 빨리 사라지고, 침 치료의 효과가 극적으로 나타나는 것을 여러 번 경험했다.

급성이든 만성이든 통증을 없애는 데는 침이 어떤 물리 치료보다 효과가 압도적으로 뛰어나다.

침을 맞을 때 느끼는 통증이 크면 클수록 침의 효과가 더 크다는 것은 다양한 임상을 하면서 얻은 소중한 경험이다.

침의 굵기가 가늘거나 침을 놓을 때 약하게 찌르면 그다지 효과가 탁월하지 않았던 것이 지금까지의 경험이다.

침을 다 놓은 후에 침대에서 내려오라고 했다. 엎드릴 때도 등과 허리가 아파 얼굴을 찡그렸는데, 침을 맞은 후에는 편하게 일어나서 내려왔다. 치료실을 나서 걸어나가는데 걸음이 편해 보였다.

짧은 시간의 강한 침 자극으로 극심하던 근육통이 나은 것이다.

침을 맞은 자신도 아프지 않은게 믿기지 않는지 이리저리 걸음을 옮겼다. 천천히 걸어도 보고 빨리 걷기를 몇차례 반복했다. 걸음이 가뿐하게 옮겨지는 것이 신기한듯 고개를 갸웃거렸다.

치료가 잘 되었다고 알려 드리고 생활하는데 지장이 없을테니 더 안오셔도 된다고 말씀드렸다.

이런 급성 근육통 환자를 치료할 때 마다 여러 스포츠 종목 가운데서도 축구 선수들에게 이 화타 침술을 적용하면 어떤 결과가 나올까 하는 생각을 하게 된다.

왜 축구인가 하면, 축구는 전반전 45분 경기를 한 후 10분 쉬었다 후반전을 하게 된다.

이 환자처럼 나이가 70세가 넘었고 몸을 무리하게 쓴 나머지 어깨, 등, 허리, 허벅지, 장단지의 전신에 통증이 생겨 걷지도 못하던 사람이 단지 침술만으로 짧은 시간에 정상 수준으로 회복되는 화타 침술을 활용하게 되면 결과가 어떻게 될까?

프로선수나 국가대표 선수들의 경우 대개 20대 초 중반 내지 아무리 나이가 많아도 30대 초반이 대부분이다. 이런 젊은 선수들은 피로 회복이 아주 빠르다. 70대 노인의 몸에 비할 바가 아니다. 그럼에도 전반전을 전력질주하여 경기를 치르고 나면 전신에 피로 독소가 쌓인다.

10분 쉬는 동안 케어 전문가가 맛사지를 하는 등 근육을 풀어준다고 해도 후반전에 들어서게 되면 전반전을 치른 선수들 대부분은 경기를 처음 시작하던 전반전 보다는 지치게 마련이다.

후반전이 시작되기 전, 쉬는 10분 동안에 침을 놓으면 11명 선수 모두를 전반전 시작할 때의 상태로 만들 수 있다. 침으로 11명을 치료하는데 10분이면 충분한 시간이다.

나는 오랜 기간 침 놓는 데 걸리는 시간을 최소화 하며 치료를 해왔다.

어깨나 허리, 무릎에 침을 놓는데 20~30초 정도 밖에 걸리지 않는다. 그런데도 잘 낫는다.

제한된 시간에 여러 사람을 치료하기 위해서는 침을 놓는 속도가 빨라야 한다. 그리고 빠른 속도로 침을 놓아야 환자는 침 맞는 통증을 덜 느낀다.
침을 빠른 속도로 놓아야 침을 맞는 사람들이 덜 아파한다는 것은 오랜 임상 경험으로 알아낸 것이다.
정해진 진료 시간에 찾아오신 분들을 모두 다 치료하기 위해서는 침을 놓는 속도가 빠르지 않으면 안되는 환경에서 진료를 하다보니 자연 침을 놓는 속도가 빠를 수 밖에 없었고 의도적으로 침을 빠르게 놓기를 반복하다보니 침을 놓는 속도가 더 빨라지게 되었다.
빠른 속도로 강하게 자극을 하게 되면 침의 효과가 상승하게 된다. 빠른 속도와 강한 자극으로 침을 놓아야 재발도 덜하게 된다.
이처럼 강한 자극과 빠르게 침을 놓는 세월이 쌓이다보니 강하고 빠르게 침을 놓아야 잘 낫는다는 사실을 알게 되었다.
화타침술의 뛰어난 효과를 알면서 부터 나는 줄곧 축구선수나 운동선수들에게 이 침술을 적용하는 것을 생각해 왔다. 아픈 사람이 이렇게 빨리, 쉽게 낫는 침술이라면 운동 후 생기는 피로 독소를 푸는 것은 더 쉬운 것이라 생각하게 되었다.

축구선수가 전반전을 치른 후 지치고 힘이 드는 것은 질병이 아니다. 자신의 에너지를 충분히 소진한 나머지 몸에 일시적으로 피로 독소가 쌓인 것이다.
아파서 몸을 움직이지 못하던 사람이 화타침을 맞으면 곧 바로 움직일 수 있는데, 이 화타침술을 축구 선수들에게 적용하면 일반인보다 훨씬 더 빠른 효과를 볼 수 있으리라는 건 너무도 당연하다고 생각하게 되었다.
태극 마크를 단 우리의 젊은 선수들이 후반전에 들어서서 지쳐 잘 뛰지 못하는 장면을 볼 때마다 '언젠가는 저 선수들에게 10분의 기적을 선물해 줄 수 있을 것' 이라는 상상을 해 본다.
침으로 피로 독소가 없어져서 전반전 초반처럼 재충전 된 상태로 그라운드에 들어서면 그 후반전은 보나마나 우리 선수들의 승리로 끝나게 될 것이다.
축구에 있어서 후반전은 기량도 기량이지만 체력적인 우열이 경기의 승패를 좌우할 때가 많다.
예전에 비해 우리 선수들의 체격과 체력이 좋아진 것은 틀림없다. 그럼에도 잘 풀어가던 경기를 후반전에 가서 체력이 뒷받침되지 않아 경기에 지는 것을 볼 때마다 안타깝기 그지 없었다.
화타침술이 우리 태극전사들의 후반전 경기를 전반전처럼 치를 수 있는 힘의 원천이 되는 날이 어서 오기를 손꼽아 기다린다.
전반전을 전력으로 뛰었는데도 후반전에 들어설 때 전반전 체력의 99%라면 어떤 팀과 경기를 해도 이길수 있다. 이미 기량은 세계적인 수준에 와 있는 것이 한국 축구의 현주소이다.
축구 경기에서 한국이 연전 연승하는 날이 꼭 오리라 믿는다. 나의 이 믿음은 화타침술로 수 많은 분들이 통증에서 벗어나는 것을 확인하였기 때문이다.
나는 이런 상상을 하고 꿈을 꿀 때마다 전신에 엔돌핀이 폭포수처럼 쏟아지는 걸 느낀다. 상상과 꿈은 반드시 현실로 나타나기 때문이다.

이야기.

서른 셋

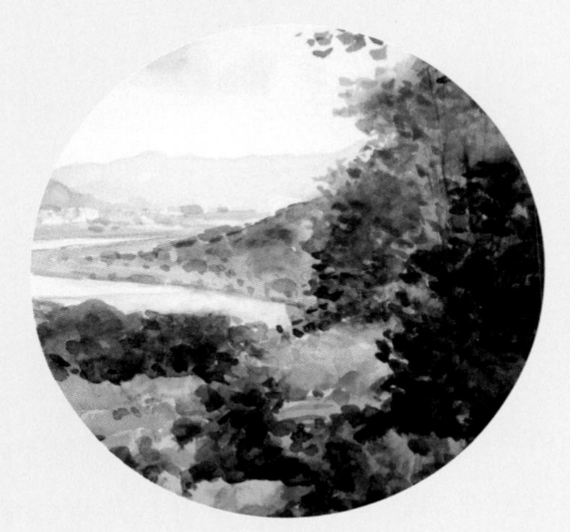

Painting. 하정묘

나처럼,

그대처럼 삶은 무수한 변주곡이다.

안전벨트를 못 매던 어깨가 2회 치료에 완전히 낫다.

3년전, 오른쪽 어깨가 아파서 안전벨트를 맬 수 없다며 여성 분이 오셨다.
70세인데도 운전을 한지 오래 되었는데 7년 전부터 오른쪽 어깨가 아프기 시작하여 여러 곳을 찾아 다니며 치료를 했지만 좀처럼 낫지 않았다고 했다. 심하게 아파 안전벨트를 맬 수 없을 정도로 아픈지가 1년이 넘었다고 했다.
운전 하기 전 오른손으로 왼쪽의 안전벨트를 당겨서 고정해야 하는데 왼쪽 안전벨트까지 손을 뻗으려면 오른쪽 어깨가 아파서 눈물이 나올 정도였다고 했다.
진찰을 해보니 우측어깨와 쇄골이 연결되는 부위와 목 앞부분, 오른쪽 부분, 목 뒤 근육 여러 곳의 피부가 단단하고 근육이 뭉쳐져 있는 것이 만져졌다.
우측 어깨와 견갑골로 이어지는 부위에도 손에 제법 크게 만져질 정도로 근육이 굳어져 있었다.
오랜 기간 근육이 위축된 부위는 돌덩이처럼 느껴지는 곳도 여러 곳 있었다.

이런 곳은 근육을 풀어 주려고 만지기만 해도 환자는 아프다고 소리를 낸다. 그리 센 힘을 주지 않고 만져도 그런 곳은 아프다고 한다. 그런 곳이 결국 치료 포인트이기도 하다.
침을 놓기 전, 이런 자리를 만져서 풀어준 후에 침을 놓으면 침을 놓기가 좀 더 쉽고, 침을 맞는 사람도 덜 아프게 된다.
침을 맞는 사람의 통증을 덜어주기 위해 침을 놓을 부위를 어루만지거나 근육을 풀어줄 때 나는 마음 속으로 '이 자리에 침을 놓을 겁니다. 좋은 효과가 있을 겁니다' 하고 되뇌이곤 한다.
그것은 내가 침을 놓을 때마다 마음속으로 주문처럼 외우는 기도이기도 하다.
내가 고등학생 시절 침을 놓으시는 할아버지를 볼 때마다 할아버지께서는 침을 놓기 전에 환자에게 "여기에 침 놓을테니 그리 알아요." 하고 말씀하시던 것을 보게 되었는데 새롭게 침의 세계에 눈을 뜨고는 할아버지를 따라 하게 되었다.
아마 할아버지께서 그렇게 말씀하시던 그 때, 지금 내가 마음으로 주문을 외우듯 기도를 하셨는지도 모른다는 생각을 할 때가 있다.

인간은 누구나 영적인 존재이기에 말을 하지 않고서도 서로 소통하는 능력이 있다. 그래서 이심전심이라는 말도 있는데, 침술 치료를 하다 보면 동기감응하는 경험을 자주 하게 된다.
예를 들면 머리가 아픈 이를 침을 놓을 때 침을 놓고 있는 나의 머리가 시원해지는 것을 느끼게 된다. 이런 경우 침을 맞은 사람에게 물어보지 않아도 아픈 머리가 나았다는 것을 알 수 있다.

어떤 때는 소화가 안 되는 이를 침을 놓으면 환자와 동시에 트림을 할 때도 있다.
침을 놓는 사람과 침을 맞는 사람이 거의 동시에 똑같은 생리적인 반응을 하게 되는 것이다.
굿을 하던 무당이 접신이 되면 날이 선 작두 위에 맨 발로 올라서도 어느 한 곳 다치지 않는다. 그냥 올라서기만 하는 것이 아니라 날선 작두 위에서 춤을 추고 훌쩍 훌쩍 뛰기까지 한다.
그걸 보는 사람들은 가슴이 조마조마하고 불안하기 그지 없지만, 신이 오른 무당은 마냥 뛰어도 상처 하나 나지 않는다.
인간의 육신은 여러 가지 물질로 구성되어 있는데 이와 같은 물질적인 차원에서는 발에 상처가 나는 것이 당연하다. 하지만 굿을 하는 무당은 칼날 위에서 그렇게 날뛰고 움직여도 무사하다. 이런 불가사의한 현상을 어떻게 설명할 수 있을까?
현대의 고도로 발달한 과학 도구를 가지고도 이런 현상을 제대로 설명할 수 없다. 하지만 이런 광경을 우리는 현실에서 목도하게 된다.
이처럼 인간은 물질적인 육체를 지니고 있으면서도 물질로 설명될 수 없는 영적인 면을 동시에 지닌 존재다.
과학이 얼마나 발달하면 인간의 영적인 능력과 신적인 위대한 본질을 규명할 수 있을까? 나는 침을 놓을 때마다 인체의 신비함에 매료되곤 한다.
어떤 진통제도 소용없을 정도로 통증에 시달리던 사람이 단지 몇 군데 침을 놓았을 뿐인데 불과 얼마 지나지 않아 통증이 가라앉고, 다시 좀 더 시간이 지나면 통증이 사라진다.
침의 효과가 빠르게 나타날 때는 침을 놓는 순간 곧바로 통증이 사라지는 효과가 있다. 그래서 일침一針 이구二灸 삼약三藥이라고 했다.
먼저 침으로 막힌 경락을 뚫어주면 기혈의 순환이 원활해져 통증이 감소되고, 어떤 병이라도 이겨낼 수 있게 된다.
통증은 우리 몸에 비상 사태가 생겼음을 알리는 신호다. 이는 곧 통증을 해결하지 않으면 더 큰 문제가 생긴다는 뜻이기도 하다. 그런데 통증을 해결하는 방법이 중요하다.
통증을 해결하는 최상의 방법은 침술이다.
침술은 효능이 빠르고 습관성이 없다. 그리고 인체의 자연치유력을 끌어 올려주는 효과가 뛰어나다. 당연히 면역력도 증강시켜 주게 된다. 우리들은 건강할 때엔 팔, 다리, 눈, 코, 귀가 우리몸에 붙어 있는지조차 모르고 지낸다.
나는 지금도 매일 아침 기상 후, 내 몸에 침을 놓는다. 어디가 아파서가 아니다. 기억력과 집중력을 높이는데는 침 만큼 좋은 게 없다.
하루를 시작할 때 내가 나를 침으로 치료하면 하루 종일 기분이 좋다. 침을 놓고 나면 하늘을 나를 듯 기분이 좋다. 의욕이 솟아 오른다. 온몸에 활력이 넘친다. 따끔따끔한 자극은 잠깐이지만 그 뒤에 주어지는 생동감 넘치는 기분이 좋아서 눈을 뜨면 내 몸에 침부터 놓고 하루를 여는 것이 습관이 되었다.
침으로 경락을 따라 경혈을 자극하고 나면 온 몸에서 에너지가 넘치는 것을 생생하게 느낀다.

이 책을 쓰게 된 것은 자기 건강 관리를 위해 자기 몸에 자신이 침을 놓는 데 도움이 되고자 하는 것이 나의 바람이다.
침을 놓는 곳에 따라 침을 맞을 때의 느낌은 모두 다르다.
자기 몸에 자기 손으로 침을 놓으면 침을 자주 놓을수록 침 놓는 감각이 발달

되고, 침을 놓을 때 내 몸에서 어떤 반응이 나타나는지를 더 잘 알 수 있게 된다. 이는 눈으로 책을 읽어 얻는 지식과는 비교할 수 없을 정도로 귀중한 살아있는 가르침이다. 자기 몸에 침을 찔러 본 사람은 다른 사람을 찌를 때 더 신중하고 조심스럽다. 그건 나 자신을 찌를 때의 느낌으로 상대를 찌르기 때문이다.

그리고 스스로를 치료한 경험은 다른 사람을 치료하는데 있어서 그 무엇보다도 강력한 자신감이 된다.

스스로를 믿는 강력한 자신감이 있지 않고서야 어떻게 다른 사람의 병을 고칠 수 있겠는가!

그 다음으로는 통증이 나타나는 곳에 어느 정도의 강도로 침을 놓을 것인가를 결정하는 일이다.

어느 정도의 세기로 침을 놓느냐에 따라 치료의 결과가 달라진다.

약한 자극으로 침을 놓을 것인지, 더 강하게 침을 놓을 것인지에 따라 결과가 판이하게 달라지는 것을 수 없이 경험했다. 이 또한 자신의 몸에 침을 많이 놓아 볼 수록 침 놓는 세기를 조절하는 능력이 발달하게 된다. 자기를 통해 얻게 되는 생생한 경험보다 더 좋은 스승이 어디에 있을까!

이 환자에게 목과 어깨와 팔에 침을 놓았다. 처음 침을 맞은 뒤에 팔을 올리는 것이 편해졌지만 통증이 다 없어지지 않았다. 두 번 침을 놓은 후에는 오른팔을 마음껏 들어올렸다 내렸다 해도 통증이 없다고 했다. 두 번의 침술 치료로 그렇게 지긋지긋하던 어깨가 깨끗이 나았다며 좋아했다.

이런 치료 경험을 쓸 때는 행복한 추억 여행이 된다.

어깨가 아픈 고통은 참으로 감당하기 어렵다. 나는 교통사고로 척추가 부러지면서 쇄골도 부러졌다. 사고로 어깨를 다친 후 거의 10 년 넘게 어깨통증에 시달렸다. 낮에 활동을 하는 동안에도 아프긴 하지만 밤이 되면 통증은 견딜 수 없을 정도로 심해졌다. 잠이 드는 잠깐 동안 통증이 멎는 듯 하다가 몸을 조금이라도 움직이게 되면 통증으로 잠을 깨게 되고, 잠이 깨고 난 다음에는 통증 때문에 다시 잠을 잘 수 없었다.

어깨가 아파보지 않은 사람은 어깨가 아픈 것이 어느 정도로 고통스러운지 잘 모른다.

어깨를 다치기 전에는 나도 그랬다. 어깨가 아프다고 치료 받으러 오시는 분들을 대할 때도 그냥 '어깨가 아프신가 보다' 하는 정도였다.

아파보질 않았으니 아픈 사람의 하소연은 그냥 아프다는 말로만 들릴 뿐이었다. 그러나 내가 어깨 통증을 겪고 난 후에는 누군가 어깨가 아프다고 하면, 나도 모르게 나 자신이 어깨통증으로 고통 받던 때를 떠올리게 된다.

구병久病에 명의名醫가 된다고 했던가?

오랜 기간 병에 시달리게 되면 명의가 된다는 옛말의 의미를 어느 정도는 알 수 있을 것 같다.

침술로 어깨 통증을 스스로 치료하는 과정에서, 어깨의 어느 부위에서 통증이 생기는지 그리고 통증은 어떻게 만져지는지 또 침을 놓으면 통증이 어떻게 줄어드는지, 그리고 어떻게 말끔하게 치료되는지를 나는 생생하게 경험했다.

어깨가 아파 오랜 기간 고통스럽게 살았지만 침술로 나 자신을 치료하며 얻은 생생한 경험은 그 이후 어깨 통증으로 찾아오시는 분들을 치료할 때마다 더 없이 큰 교훈이 되고 있다.

어깨 통증으로 고통을 받던 당시를 떠올려 보면 어깨 아픈 환자의 입장을 충분히 이해할 수 있다. 아파 본 사람만이 아픈 사람을 이해할 수 있다는 말이 내게는 더 없이 크게 다가온다.
어떤 진통제로도 해결되지 않는 극심한 통증을 오랫동안 겪었기에 크고 작은 통증으로 나를 찾아 오는 분들의 심정을 조금이라도 더 잘 헤아릴수 있게 되었다.
아픈 사람의 심정에 가까이 다가갈수록 더 좋은 치료를 할 수 있다는 사실을 새기면 누구나 명의가 될 수 있다.

이야기.

서른 넷

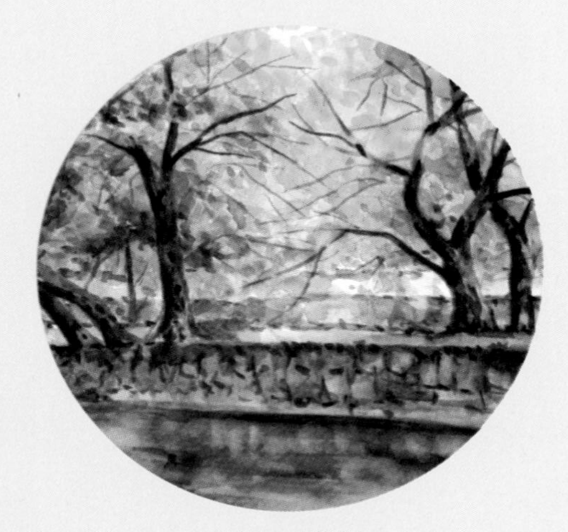

Painting. 하정묘

마음으로 마주할 일이다.

한량없는 행복의 언어가 화답할 것이다.

협심증 공황장애 이렇게 고쳤어요

최근의 일이다. 2019년 12월 초, 진료 시간 전에 찾아오신 분이 있어 나가보니 처음보는 분이었다.
남편이 밤새도록 가슴이 조여들고 답답하여 잠을 못잤다고 했다.
지금도 가슴이 무엇인가에 눌린듯 무겁고 답답하고 불안해 하는데 와도 되는지 알아보려고 왔다고 했다. 남편을 모시고 오는 동안 진료 준비를 끝냈다.
나이는 73세라고 했다. 얼굴은 나이보다 더 들어보였다. 통증때문에 고통을 받는 분들은 대개 나이보다 더 많아 보이는데 이 분은 열살은 더 많아 보였다.
사연을 들어보니 1년 전부터 밤에 자다가 가슴이 답답하고 무거운 것이 가슴을 누르는 것 같아 잠을 깨기 일쑤라고 했다. 그럴때마다 숨을 쉬기가 힘들었다고 했다. 이런 증세가 자주 반복되는 것이 불안하여 병원에 갔더니 협심증과 공황장애가 동반한 증세라며 처방을 해주었는데, 협심증 약과 공황장애약을 동시에 먹고 있다고 했다.

이전에는 잠자다가 가슴이 답답하고 불안한 증상이 한 달에 한 번 정도였으나 최근 3~4개월 전부터 하던 일을 그만두고 집에서 쉬고 있는데 거의 매일 밤 가슴이 답답하고 불안한 증상이 나타나는 바람에 잠을 이루지 못할 뿐 아니라, 이러다 잘못되지 않을까 하는 불안감이 커져서 찾아왔다고 했다.
그는 또 20년 전, 교통사고를 당해 9시간 동안 복부를 수술했다고 했다. 그래서인지 복부에는 길고 깊은 수술 자국이 있었다 . 그리고 배꼽 아랫부분 오른쪽은 피부가 불룩하게 튀어나와 있었다. 복부 수술을 한 뒤부터 그 곳의 피부가 위로 솟아 있었다고 했다.
얼굴은 어두운 색을 띠고 있었고 이마의 깊은 주름은 잠을 편히 자지 못한 것이 누적되어 있음을 나타내고 있었다. 얼굴 어느 곳에서도 생기를 찾을 수 없었다. 가슴이 답답하고 숨 쉬는 것도 편치 않은데 얼굴이 편하지 않은 것은 당연하다.
나는 이런 증상으로 내원하는 분들을 치료할 때마다 협심증이니 공황장애니 하는 그런 거창한 병명에 끄달리지 않는다. 협심증이나 공황장애에 대해 알아보면, 복잡한 원인과 이유를 붙이고 있다. 그리고 잘 낫지 않는 병이라는 설명까지 친절하게 붙어있다.
원인을 따져서 근본을 치료하는 것은 정말이지 중요하다. 그리고 반드시 그렇게 치료를 해야만 할 것이다. 그런데 공황장애로 가슴이 짓눌리고 조여들며 불안감이 엄습해 와 금방이라도 죽을 것만 같은 환자에게는 당장 가슴이 시원해지고 숨이라도 쉬게 해주는 치료가 우선이다.
이 환자는 가슴이 답답하고 가슴을 짓누르는 중압감에 시달리고 있었다. 병원에서 처방해준 약으로는 답답함이 풀리지 않는 것이었다. 몇 개월 동안 약을 먹었어도 잠을 못잘 정도로 답답하고 불안하기는 마찬가지였다고 했다.

이런 증상을 해결하기 위해 가슴 앞의 뭉친 근육을 풀어주고 등 뒤의 근육을 풀어주면 의외로 쉽게 힘든 증상들이 해소된다. 그래서 먼저 환자를 엎드리게 한 후 척추를 따라서 등뼈를 만져보았다.
흉추 4, 5, 6, 7번 부위 좌우 근육이 뭉쳐 있었다. 근육이 뭉친 곳의 피부를 잘 살펴보면 피부에 윤기가 없었다. 이곳을 만지면 아프다고 소리를 질렀다. 이렇게 만져서 소리를 지를 정도로 아픈 곳이 곧 침을 놓아야 할 자리다.
침구학에서 말하는 아시혈, 또는 천응혈이라는 곳으로 압통점이라고 일컫는다. 아픈 그곳에 나쁜 기운이 몰려있다는 것을 인체가 알고 통증으로 신호를 보내는 것이다.
환자의 등 주위에 침을 놓았다. 근육이 뭉친 곳은 근육의 결을 따라 침을 놓는데, 침을 놓은 후 다시 만져보면 아프다고 소리를 지르던 그곳이 풀려져 있어서 아픈 줄을 모르게 된다.
보통 환자들은 침을 놓은 후, 조금 전까지 아프다고 한 곳을 다시 만졌을 때 통증을 느끼지 않으면 그 곳에서 자신이 통증을 느꼈는지 조차 잘 모른다. 등을 치료할 때 폐와 심장이 위치하고 있는 부위는 침을 깊이 찌르지 않는다. 비스듬히 침을 찌르는 것이 안전하기 때문이다.
침을 자유롭게 다루기 위해서는 훈련이 필요한데 이때 자신을 상대로 침을 놓는 것을 습관화 하면 가장 좋다. 침을 놓는 속도와 강약은 그때 그때 반응을 자신의 몸을 통해서 확인해 보는 것이 가장 좋다.
나는 내 몸에 손이 닿는 곳이면 어디라도 침을 놓으면서 아픈 곳은 치료를 하고, 아프지 않은 곳은 침을 놓았을 때 침의 통증이 어느 정도인지, 그 때 몸에서 나타나는 반응이 어떤지를 살피는 것을 오래도록 습관처럼 해 오고 있다.
이 환자는 목뼈도 틀어져 있었고 목을 만져보니 목을 감싸고 있는 근육 여러 군데가 단단하게 굳어 있었다. 손으로 만지는 곳마다 아프다고 얼굴을 찡그렸다. 그곳이 침을 놓아야 할 자리라고 환자는 알려주고 있었다. 그리고 만져서 통증을 느끼는 그런 곳을 찾아 침을 놓게되면 빠른 효과를 볼 수 있다.
이 환자에겐 목을 세 부분으로 나누어서 침을 놓았다. 목 가운데 부분 경락적으로 독맥이 흐르는 곳을 따라서 경추 1번부터 흉추 7번 까지 막힌 곳, 즉 근육이 굳어 있거나, 만져서 경결된 부분을 찾아 침을 놓았다. 그리고 환자가 앞으로 엎드려 누운 자세에서 환자의 오른쪽 목 옆 부위에서 어깨에 이르는 곳에 침을 놓았다. 끝으로 환자의 왼쪽 목 부분을 손으로 눌러 침을 놓을 곳을 찾아서 침을 놓았다.
다시 환자가 천정을 보고 눕게 한 후 앞가슴에 침을 놓았다. 좌우 젖꼭지를 이어서 가로로 선을 긋고, 얼굴 가운데를 세로로 선을 그어 만나는 자리를 중심으로 근육을 상하 좌우로 만져서 뭉치거나 굳은 부분을 찾아 침을 놓았다.
협심증이나 공황장애나 부정맥, 심장병 등의 질환이 있는 경우 가슴을 만져보면 보통 건강한 사람의 가슴이 탱글탱글한 느낌과는 완연히 다른 것을 알 수 있다.
심장혈관 계통의 질환이 있는 사람에게서는 건강한 사람의 가슴에서 느껴지는 탄력을 찾아 볼 수 없다. 그냥 굳어있는 느낌이 손에서 느껴진다.
수술로 가슴을 열고 심장을 들여다보지 않아도 심장 근육도 이처럼 경직되어 제 기능을 다 하지 못한다는 것을 알 수 있다.
심장은 심장 근육으로 되어 있고, 근육은 탄력이 있어야 제 기능을 발휘하는 것이다. 심장을 둘러싸고 있는 근육을 부드럽게 해주는 것은 심장이 정상적으로 기능하는데 아주 중요하다. 몸 바깥의 가슴을 둘러싸고 있는 근육을 풀어주면 흉곽 안에 자리잡고 있는 심장의 근육도 유연해진다. 심장의 근육이 유연해지면 당연히 심장은 정상적으로 작동한다. 심장이 정상적으로 작동하면 가슴이 답답한 증상, 무엇인가가 가슴을 누르는 듯한 느낌, 불안하고 초조해지는 이런 모든 증상들이 한번에 사라지게 된다.

이 환자의 가슴을 둘러싼 근육과 좌우 쇄골 아랫부분과 복부의 여러 곳에 침을 놓았다. 침을 놓기 위해 가슴이나 복부를 만질 때마다 아프다고 소리를 질렀다. 정작 침을 놓을 때는 아무런 소리를 내지 않았는데, 압통점을 찾아 만지거나 누를 때는 아프다고 소리를 질렀다.

치료를 끝낸 후 어떤지 물었다.

"가슴이 시원합니다. 가슴에 돌덩이를 올려 놓은 듯 무거웠는데 그게 사라졌습니다. 선생님, 감사합니다." 그 분의 대답이었다.

다음날 다시 치료하기로 하고 귀가하였다.

다음날 부인과 동행하여 왔는데, 어제 치료를 받기 전의 그 분 얼굴이 아니었다. 고통으로 깊이 패였던 이마의 주름이 한결 부드러워 보였다. 시종 싱글거리며 웃는 모습은 마치 다른 사람을 보는 듯했다.

아무 고통없이 오랜만에 밤새 깊은 잠을 잤다고 했다.

침을 맞고 치료베드에서 내려오면서 가슴이 시원하다고 느껴지던 느낌이 지금까지도 여전하다고 했다. 그리고 질문이 있다며 물었다.

"아침 먹고 나서 약을 먹는데 어제 잘 자고 나니 가슴도 시원하고 불안감도 없어져서 약을 먹지 않겠다고 했더니, 집 사람이 자꾸 약을 먹어야 한다기에 먹긴 했습니다. 그런데 그 약 꼭 먹어야 합니까? 선생님!"

그 분은 마치 필요도 없는 약을 아내의 강권에 못이겨 먹었던 것이 억울하다는 듯이 물었다.

"감기에 걸려서 감기약을 먹었는데 감기가 다 나았으면, 감기약을 먹을 필요는 없지 않습니까? 병원에서 처방받은 약은 가슴이 답답하고 불안하고 잠을 잘 수 없어서 먹었던 약인데 그런 증상이 없어졌다고 하시니 안 드셔도 될것 같습니다." 라고 대답을 하면서 한 가지 의문이 들었다.

가슴이 답답하고 무겁고 불안해서 잠을 못자던 환자는 그런 증상이 다 없어졌으니 약을 더 먹을 필요가 없다는 것을 알고 있는데, 정작 옆에 있는 부인은 약을 안 먹으면 '마치 무슨 큰 일이라도 날 듯이 겁내는 이유가 무엇일까' 하는 의문이었다. 침을 맞으면 좀 좋아지리라고 기대는 했지만 기대 이상으로 빨리 좋아지니까 믿어지지 않아 그런가 하는 생각도 들었다.
두번째 치료를 마친 후 다음날 또 치료하러 오겠다고 진료 예약을 하고 돌아갔다.
그 다음 날 예약된 시간 전, 부인이 전화를 걸어왔다. 치료를 잘 해 주셔서 남편이 어젯밤 잠도 잘 잤고 나아서 일을 하러 가게 되어 다음에 침을 맞을것이라는 내용이었다. 안 좋아지게 되면 그 때 다시 치료를 받겠다고 했다.
"참 잘 되었습니다. 건강하게 잘 지내세요." 라고 인사를 하면서 참으로 기뻤다. 이럴 때 치료하는 사람으로서 큰 보람을 느낀다. 이런 것을 경험하는 것은 무엇과도 바꿀 수 없는 기쁨이다. 무슨 놀이가 이보다 더 즐겁고 기쁠 수 있을까?
협심증이다, 공황장애다 하는 이런 무서운 병명을 안고 절망에 빠진 사람에게 일상의 평안을 돌려드릴 수 있는 것이 침술의 위력이다.
그것도 오랜 시간이 걸리지 않고서도 이런 결과를 가져오는 것이 가능하니 침술의 매력에 빠지지 않을 수가 없다.

여기서 또 하나 환자들을 치료하면서 느낀 점은 무서운(?) 병명을 선고받은 사람들은 누가 뭐라고 간섭하지 않아도 건강에 각별한 관심을 두고 생활한다는 것이다.
애주가는 술을 끊고, 흡연하던 사람은 즐겨하던 담배도 멀리한다. 스스로 건강 생활을 선택하게 된다. 병을 앓다보면 건강의 소중함을 비로소 깨닫게 되고, 건강을 지키기 위해 노력하게 된다.
진료실을 찾아와 협심증이나 공황장애로 힘들어하는 분들을 치료해 보면, 치료 받는 분들이 놀랄 정도로 빠른 속도로 증상이 개선된다. 이런 질환은 몸이 아픈 통증보다는 숨이 멎을 것 같은 죽음의 공포가 더 큰 고통이라고들 한다. 병원에서 처방받은 약을 먹어도 증상이 나아지지 않으면 그런 공포는 더 커진다고 한다. 사람들마다 증상이 나타나는 경우가 다른데 어떤 사람은 사람이 많은 곳에 가게되면 가슴이 답답하고 숨쉬기가 힘들어지는가 하면, 밤에 증상이 나타나 잠을 못이루는 사람도 있다.
또 멀쩡하게 잘 있다가도 작은 스트레스에 발작하기도 하고, 낯선 환경과 마주치거나 낯선 사람이 다가와 말을 걸어도 가슴이 답답해지고 숨이 멎을 것 같은 증상을 나타내기도 한다. 이럴 때 침술은 뛰어난 치료 효과를 나타낸다. 앞가슴과 등을 잘 살펴 뭉친 곳을 만져보면 환자가 아프다는 신호를 보내준다. 그곳이 치료해야 하는 부위이다.

이론에 지나치게 얽매이면 사람을 고칠 수 없다.
그냥 아픈 곳을 찾아내고 그곳에 정성어린 손길로 침을 놓으면 협심증이든 공황장애이든 놀랄만큼 빠르게 낫는다.
침술의 효능은 원래 그렇게 빠른 것이다.

EPILOGUE

세상 향한 희망일기, 화개골에서 부치다

푸른 청록을 올려다보는 일 만으로도 가슴 떨리는 5월이다. 어느 새 신록이 청록으로 변해버린 산하에는 꽃 대신 잎사귀로 호흡을 즐겁게 한다.
이 즈음, 지리산 자락 화개골에는 웃음꽃이 피어난다. 이른 봄, 벚꽃으로 분했고, 이 늦봄 초록향이 지천인 그곳에 '지리산 화개골 한의사가 보내는 희망일기' 가 사람들을 불러들이는 풍경이다.

「내 손이 화타다」 라는 제목으로 아픈 이들에게 새 희망의 메시지를 전한 안대성 한의사가 엮어낸 치유일기가 봄바람 속에서 출간됐다.
세상은 세계적 유행인 코로나 19 바이러스로 우울한 날들을 보내고 있는 지금, 안대성 한의사가 있는 화개골 화타한의원에는 사람의 물결로 넘실거린다.

이 드라마틱한 희망일기에는 '사람' 이 우주임을 알게 하는 저자의 말이 치유 사례와 함께 독자들로 하여금 설득력을 갖게 한다. 그야말로 소우주인 사람들에게 어떤 인연은 선연으로도 오며, 어떤 인연은 그렇지 않은 경우도 있는데, 「내 손이 화타다」에는 인연되어 찾아든 수많은 환자들이 치유를 넘어 '희망' 을 안고 살아가는 모습으로 귀결되고 있으니 이만한 휴먼드라마가 어디 있으랴.

안 원장은 스스로의 몸을 화타침을 놓아 완치한 의사이다.
교통사고를 당한 후, 하반신을 제대로 쓰지 못하게 된 그가 자신의 몸 통증 부위에 유침이 아닌 속효침을 놓아 치유를 하게 되는데 이것이 그가 개발한 화타침술법이다.
그의 환자는 양의사, 교사, 스님, 사업가, 상인 등 다양하다. 그들 한 사람, 한 사람의 삶은 고귀하지 않은 삶이 없다. 그러기에 안 원장은 침을 놓으며 늘 마음을 담은 기도로 치유의 손길을 편다. '이 아이가 나의 딸이었다면…' '이 분이 나의 어머니라면…' 이런 마음으로 치유의 손놀림을 한다.
그랬으니 오랜 시간이 흘러 안부 전화를 나눌 만큼 완치 환자들과의 교류는 인술을 펴는 의사 '안대성' 을 알게 한다.

또한 이 책에는 그의 아내인 화가 하정묘의 수채화가 곁들여져 치유 가족들과 독자들에게 따뜻한 정서를 제공하고 있으며 원로 화백 박용대 선생님의 그림 또한 특별한 색채로 책의 내용을 돕는 풍경화의 진수를 보여주고 있어 책 속의 그림전을 함께 감상하는 느낌이다.
그림은 화타한의원의 겨울 풍경, 통도사 가람각, 지리산 화개골의 봄꽃, 섬진강 풍경 등 박용대 화백과 그의 그림 제자 하정묘의 화풍을 넉넉히 감상할 수 있다.

'지리산 화개골 한의사가 보내는 희망일기' 라는 부제를 달고 출간되는 이 책에서 독자들과 환자, 그의 가족들이 가져 갈 주제는 바로 '희망' 이다.
더불어 마음을 능가하는 힘은 세상 무엇과도 바꿀 수 없다는 사실을 발견하게 된다.
아울러 풍부한 경험이 가져다 준 치유 사례는 몸이 아파 불편을 호소하는 이들에게 진정, 희망의 메시지가 분명하다.

그의 손에, 그의 가슴에 감사의 인사를 얹는다. 진정한 봄을 찾는 모두에게 행복한 치유일기로, 따뜻한 세상을 향한 희망언어를 선사한다.

2020년 향기의 5월에
맑은소리맑은나라 대표 김윤희

내 손이 화타다

인쇄 2020년 05월 10일
발행 2020년 05월 21일

지은이 안대성

펴낸이 김윤희
펴낸곳 맑은소리맑은나라
디자인 방혜영
그림 박용대, 하정묘
출판등록 2000년 7월 10일 제 02-01-295 호
주소 부산광역시 중구 중앙대로 22 동방빌딩 301호
전화 051-255-0263 **팩스** 051-255-0953
이메일 puremind-ms@hanmail.net

값 154,000원
ISBN 978-89-94782-75-1 03510

화타한의원 네이버 블로그
https://blog.naver.com/hataok75

화타한의원 051-884-7112 / 010-3780-1311
이메일 adstca@daum.net

[화타속침술 강의]는 네이버naver에 로그인 하여
위 주소에 접속한 후 '서로이웃'을 신청하면 볼 수 있습니다.